専門家が教える
「季節のお悩み」解消のポイント

HSPをささえる漢方セルフケア

…セリング
…まる 著

はじめに

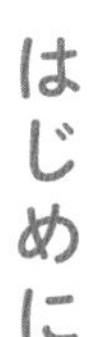

川沿いの木々が桜色に染まる春、ピンクや紫のあじさいが目を楽しませてくれる梅雨、青い空にもくもくと白い入道雲が浮かぶ夏、燃えるように赤い紅葉が美しい秋、しんとした真っ白な銀世界が広がる冬……。日本は「春夏秋冬」の四季に「梅雨」も加わり、それぞれの季節が彩り豊かで、私たちの五感を満たしてくれます。

しかし、近年では台風や洪水、猛暑、豪雪など、昔と違って季節の変化が激しくなりました。気温や気圧のアップダウンは、誰でも体にかかる負担が大きいですが、感受性が高く暑さ寒さや天候の移り変わりを敏感に感じとれるＨＳＰ（Highly Sensitive Person）の方にとってはさらにつらいことでしょう。

この本は、そんな気温や気圧の変化、季節の変わり目に敏感で体調を崩しやすいＨＳＰの方をささえる本になればという思いを込めて書きました。漢方では「人間も自然界の一部」とされており、季節に合わせた食事や養生を取り入れることで自然と心と体のバランスが整い、病気の予防にもつながると考えられています。
　ところで、皆さんの好きな季節や苦手な季節はいつでしょうか。当店のお客さまに伺うと、HSPという気質は同じなのに意外にも皆さんバラバラです。この本では、HSPの方が特に抱えやすい季節のお悩みを取り上げて、数あるセルフケアの中でも続けやすいものをご紹介しています。また、おすすめの漢方薬もHSPの方に向けたものを選びました。ただし、HSPでもおひとりおひとり体質は違いますので、服用の際は必ず専門家にご相談くださいね。
　セルフケアの本は、例えば「下痢」や「便秘」のお悩みであればつらい顔をしてお腹を押さえているイラストが描かれていることが多いですが、HSPの方は共感力が強いのでこの本では気持ちが落ち込みそうなイラストは避けて、心がホッとするようなものにしました。あなたの本棚にちょこんと置いてあって、体調が気になった時にいつでも開いていただける本になれば嬉しいです。

漢方カウンセリング「がじゅまる」

HSPをささえる漢方セルフケア
専門家が教える「季節のお悩み」解消のポイント

本書の見方

漢方薬

お悩み項目に対して、HSPの方におすすめの漢方薬を紹介しています。

項目名

季節ごとにHSPの方が特に抱えやすいお悩みを取り上げています。

春のお悩み①

怒り・イライラ

怒りやイライラを感じたら、緑の中でリフレッシュしよう

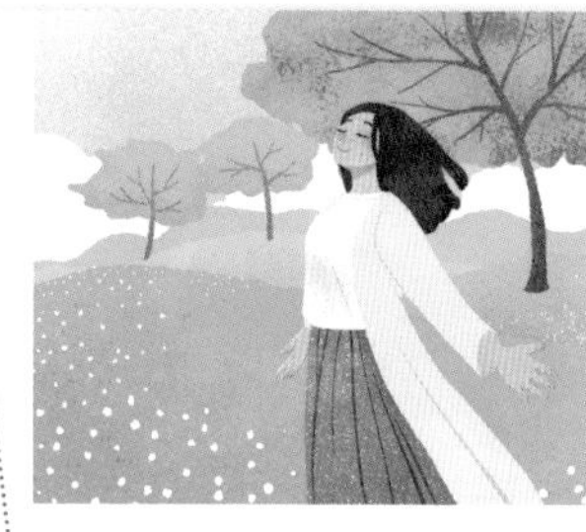

怒り・イライラ におすすめの漢方薬

「逍遙散（しょうようさん）」
→ イライラして疲れやすく、不定愁訴（明確な原因がないのに、肩こり・めまい・頭痛など体の不調を訴えること）が多い方に。
「柴芍六君子湯（さいしゃくりっくんしとう）」
→ ストレスに弱く、イライラすると胃腸トラブルが出る方に。
「抑肝散加陳皮半夏（よくかんさんかちんぴはんげ）」
→ イライラしているが、十分にストレスを発散できない方に。

春は肝が高ぶり、怒りっぽくなる季節

春になると、気持ちがそわそわして落ち着かないという人も多いのではないでしょうか。昔から「木の芽どき」と言われ、植物や動物たちが動き出し、環境が変わることが多い春は自律神経のバランスを崩しやすい季節として知られています。春は、五臓で言うと「肝」にあたり「肝」は「怒り」の感情と結びついています。

人の気分や感情に左右されてしまうHSPは、怒っている人を見ると、自分に向けられたものではなくてもダメージを受けてしまうことがあります。また、自分と他人の境界線が弱いために、怒っている人のそばにいると知らない間に自分までイライラしてしまうこともあります。春は人の動きが活発になり、大きな声や足音を出す人も多くなるので、音に敏感なHSPにとっては疲れやすい季節。怒りやイライラを感じたら、そっと離れて緑の中を散歩しましょう。

32

春のお悩み① 怒り・イライラ

セルフケア ①

怒りやイライラには香りのする食べ物を

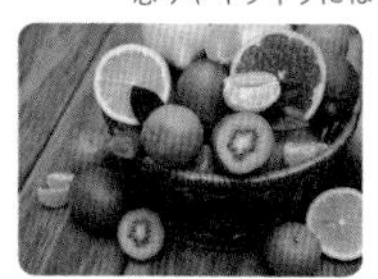

怒りやイライラを感じている時は、香りの良い食べ物を取り入れるのがポイント。甘夏、はっさく、デコポンなどのかんきつ類や、春菊、三つ葉、セロリ、しそ、バジル、パクチーなどの香味野菜には「気」の巡りを良くして、リラックスさせる効果があります。ジャスミン茶やハーブティーなどのお茶もおすすめです。

セルフケア ②

のんびりと自然に触れながら散歩しよう

イライラにおすすめの漢方薬「逍遙散」の「逍遙」には、気の向くまま歩くという意味があります。目標を決めないでのんびりと歩き、時々は立ち止まって季節の花を見たり風を感じたり、自由に散歩するのが良いとされています。木に触れることも癒しの効果があるので、大きな木にハグするのもいいですね。

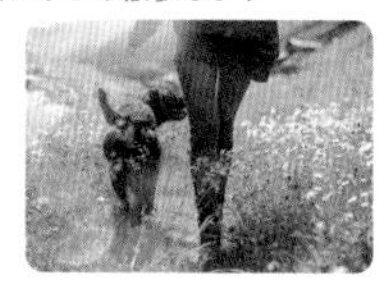

セルフケア ③

耳栓やイヤホンで周りの音を減らそう

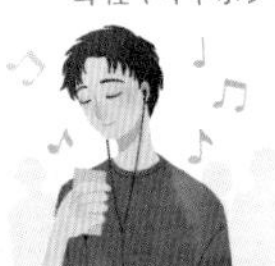

HSPは人の感情を受けやすいので、怒っている人を見たらなるべく離れて近づかないようにしましょう。大きな声や足音が大きい人が近くにいる時は、耳栓やノイズキャンセリングイヤホンをすると周りの騒音を軽減できます。「春だから、みんな音が大きいんだな」と「春のせい」にすることも心を軽くしてくれますよ。

33

セルフケア

ツボ・お灸、食事、運動など、自分でできる養生法を紹介しています。

本文

なぜHSPの方はこの症状が出やすいのか、漢方の観点から解説しています。

注意事項

①それぞれのお悩みに書かれているおすすめの漢方薬はあくまで一例です。漢方薬を試してみたい方は、詳しく体質をみて診断してくれる専門家にご相談ください。
②紹介しているセルフケアは体質にあわない可能性もありますので、実践される際にはご注意ください。
③症状が重い場合は、セルフケアではなく、早めに医療機関に相談することをおすすめします。

参考文献

『ささいなことにもすぐに「動揺」してしまうあなたへ。』エレイン・N・アーロン（講談社 2000年）
『漢方方剤ハンドブック』監修：菅沼伸　著：菅沼栄（東洋学術出版社 1996年）
『自分で不調を治す　漢方的183のアイディア』邱紅梅（オレンジページムック 2010年）
『ひといちばい敏感で繊細なあなたを守る HSPのための漢方生活』村本瑠美・村本貴士（Parade Books 2020年）
『薬膳＆漢方の食材事典』阪口珠未（ナツメ社 2013年）
『押す・もむ・さする　ツボ＆マッサージ』吉川信（朝日新聞出版 2014年）
『こころとカラダが最高にゆるむいやしのツボ生活』斎藤充博（永岡書店 2018年）

Part 1

HSPと漢方の基本

HSPの5つの特徴

共感力が高い

じっくり観察し、深く考える

音やにおいなどに敏感に反応

ささいな変化によく気づく

想像力が豊か

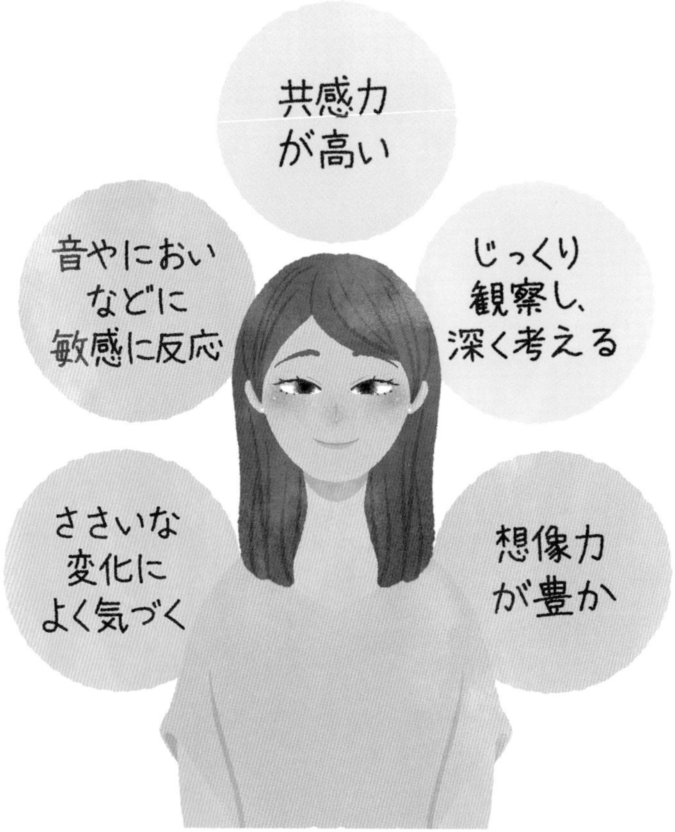

敏感なところは人によって異なる

HSP（Highly Sensitive Person）は、ひといちばい繊細で人の気持ちや光・音・においなどの刺激に敏感な人たちのことを言います。アメリカの心理学者、エレイン・N・アーロン博士が提唱した概念で、環境や周囲の出来事に対して敏感に反応してしまう気質の人のことです。HSPは、人口全体の15～20％、5人に1人いるとされ、病気ではなく背の高さや髪の色など生まれ持った「気質」と考えられています。

ひとくちにHSPと言っても、その敏感さには幅があり、敏感なところは一人ひとり違います。音やにおいに対して敏感な人もいれば、人の感情や場の雰囲気に敏感な人もいます。何に敏感かを知ることは、どのようにケアをすれば良いかに役立ちますし、HSPの特徴を生かすことにもつながります。

特徴①

音や光、においなどに敏感に反応する

音や光、におい、味、触感などの刺激に敏感に反応します。例えば、花火や雷などの大きな音やまぶしい光、たばこや柔軟剤のにおい、化学調味料が多い食品、チクチクする服などが苦手です。ＨＳＰではない方には普通に受け入れられる刺激も、ＨＳＰの方にとっては不快で受け入れがたい刺激に感じられることがあります。

特徴②

ささいな変化によく気づく

小さな音やわずかな振動、かすかに香るにおいや弱い光など、細かいことも敏感に察知します。人の髪型や服装、季節の移り変わりなど、ささいな変化にもいち早く気づきます。外の変化だけではなく、自分の内側の変化にも敏感なため、頭痛や腹痛など体の痛みを感じやすく、薬も効きやすい人が多いです。

特徴③

共感力が高く、影響を受けやすい

相手の気持ちを察知することができ、その人のつらい思いや悲しみ、喜びなどに深く共感できるという長所があります。人だけではなく、動物の気持ちが分かるという方もいます。一方で、マイナスの感情も受けやすいため、怒っている人を見たり、雰囲気が悪い場所にいたりすると、とてもストレスを感じます。

特徴④

じっくり観察し、深く考える

一つの物事に対してあらゆる可能性を考えて、じっくりと観察してから行動に移すため、行動に時間が掛かることもあります。慎重で危険を察知する能力もあり、丁寧な仕事ぶりは評価されることも多いです。しかし、他人に見られていたり、誰かに監督されていたりすると、緊張して頭が混乱してしまい、うまく能力を発揮しづらいこともあります。

特徴⑤

想像力が豊かで、内的生活を大事にする

音楽や絵画などの芸術や、美しい自然に心を動かされます。想像力が豊かで、複雑な内面世界を持っていて、それをとても大切にします。良いアイデアを思いついたり、独創的な発言や発想をしたりすることも多く、画家や音楽家などのアーティスト、思想家や発明家にはＨＳＰが少なくありません。

HSPと漢方の基本②

気血水と陰陽

気血水

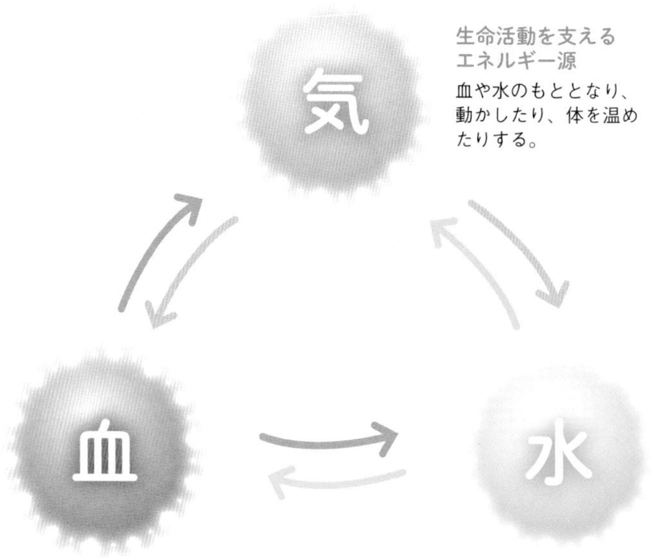

気

生命活動を支える
エネルギー源

血や水のもととなり、
動かしたり、体を温め
たりする。

血

血液を含む体の栄養分

体に栄養を運び、精神を安定させる。

水

汗や尿など血液以外の体液

体を潤したり、冷ましたりする。

健康には「気」「血」「水」のバランスが大切

漢方では、体の構成要素を、生命活動を支えるエネルギー源である「気」、血液を含む体の栄養分である「血」、汗や尿など血液以外の体液である「水」の3つに分けて考えます。

「気」「血」「水」は互いに助け合い、密接に関わることでバランスを保っています。これらの3つのどれかが不足していたり、過剰だったり、スムーズに流れずに滞っていたりすると、体や心にさまざまな不調となって表れます。不調を改善するためには、「気」「血」「水」のうち不足しているものを補ったり、停滞している巡りを良くすることが大事です。

「気」「血」「水」は、体を支え合う重要な三本柱です。食事や睡眠、運動など毎日のセルフケアを心がけて、3つのバランスを整えていきましょう。

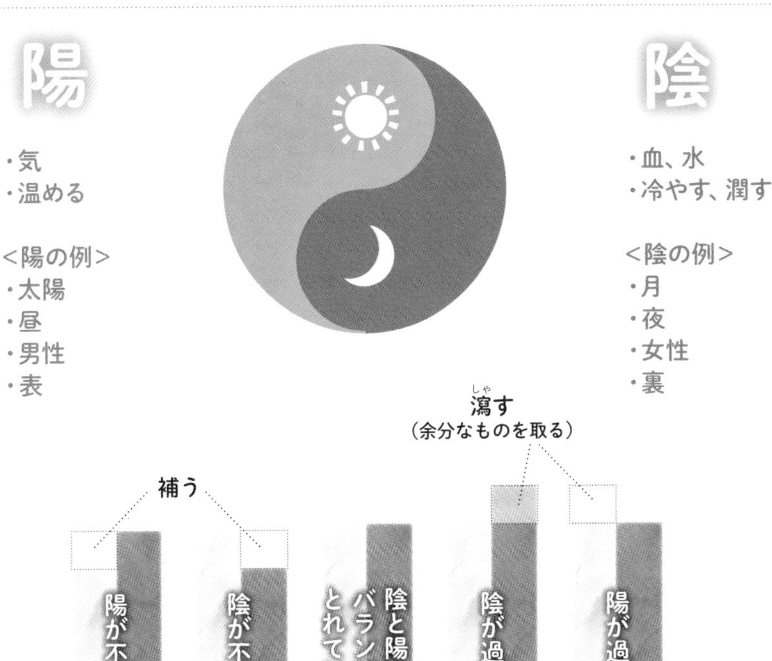

陰陽のバランスが崩れると病気になる

すべてのものは「陰」と「陽」の二つに分けられ、対になって成り立っています。また、四季の変化のように陰と陽は流動的だったり、夏至を境に日が短くなるように陰と陽は転じることもあります。

漢方では、陰と陽のバランスが崩れると病気になるとされ、あらゆる面で重視しています。陰と陽は強すぎたり弱すぎたりすることは良くありません。例えば、陰が不足すると体を冷ませず熱っぽくなったり、陽が不足すると体を温められず冷えたりします。

不足している場合は体に足りないものを補い、過剰になっている場合は体から余分なものを出していきます。そうすることで、上の真ん中の図のように陰と陽のバランスが取れている健康な状態に近づいていきます。

HSPと漢方の基本③

体質チェック

「気」「血」「水」のバランスが体の中でどのようになっているかをもとに、左のチェックリストで体質チェックをしてみましょう。
よく当てはまるタイプがあなたの今の体質に近いものになりますが、複数のタイプにわたることもあります。
特にHSPは「気虚」と他のタイプを合わせ持つことが多いです。
P14からタイプごとの生活アドバイスとおすすめの食事を書いていますので、参考にしてみてください。

check [1]

- □疲れやすい
- □食欲がない
- □胃腸が弱い
- □息切れをしやすい
- □少し動くと汗をかきやすい
- □朝、起きづらい
- □風邪を引きやすい
- □体が冷えやすい

↓

①気虚タイプ

check [2]

- □ため息をつきやすい
- □げっぷやおならが出やすい
- □お腹にガスがたまりやすい
- □涙が出るなど情緒不安定になる
- □眠れないことが多い
- □気分によって食欲にムラがある
- □下痢と便秘を繰り返す
- □生理前に胸や脇が張る（女性）

↓

②気滞タイプ

check [5]

□肌が乾燥しやすい
□のどが渇きやすい
□のぼせやほてりがある
□寝汗をよくかく
□なかなか眠れない
□頬が赤っぽい
□便秘または便が乾燥気味
□辛いものをよく食べる

⑤陰虚タイプ

check [3]

□血色が悪い
□肌や髪につやがない
□抜け毛や白髪が多い
□爪がもろかったり、割れやすい
□めまいや立ちくらみをよくする
□動悸をしやすい
□手足がしびれることがある
□目がかすんだり疲れやすい

③血虚タイプ

check [6]

□肌が脂っぽく吹き出物が出やすい
□体が重たくて、いつもだるい
□むくみやすい
□冷たいものをよく摂る
□口の中がよく粘る
□痰が出やすい
□いつも眠い
□雨の降る日や梅雨に具合が悪くなる

⑥痰湿タイプ

check [4]

□顔や唇の色が黒ずんでいる
□顔にシミやクマが出やすい
□肩こりになりやすい
□頭痛が多い
□動悸や不整脈がある
□便が黒ずんでいることがある
□関節が痛いことがある
□生理痛がひどくレバーのような塊が出る（女性）

④瘀血タイプ

①気虚タイプ

エネルギーとなる「気」が不足して、
体が疲れやすい状態です。

生活アドバイス

体力のないタイプなので、元気の源となる三度の食事、特に朝食はしっかり食べましょう。疲れを感じたら無理せずに休息を。十分な睡眠を取ることも大切です。

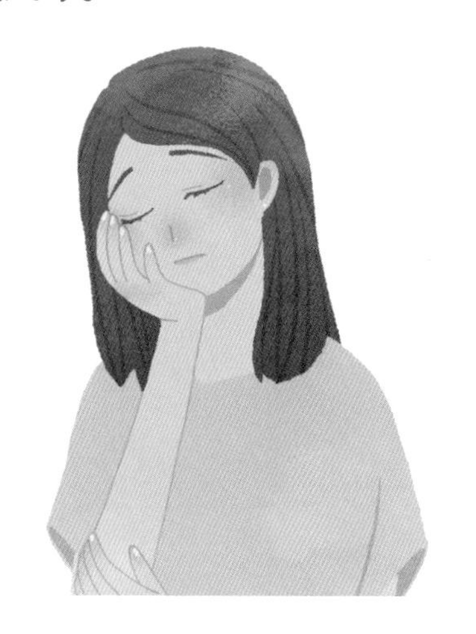

おすすめの食事

気を補う穀物・いも類・豆類・きのこ類を中心に食べるようにしましょう。

胃腸機能を弱める生ものや、ビールなどの冷たい物は控えめに。

②気滞タイプ

ストレスで「気」の流れが滞り、
「血」や「水」の巡りが悪くなっている状態です。

生活アドバイス

アロマや香りのある食材は、気の巡りを良くする効果があります。夜遊びや寝不足などはやめて、規則正しい生活を心がけて。何ごとも根のつめ過ぎはやめて、マイペースでいきましょう。

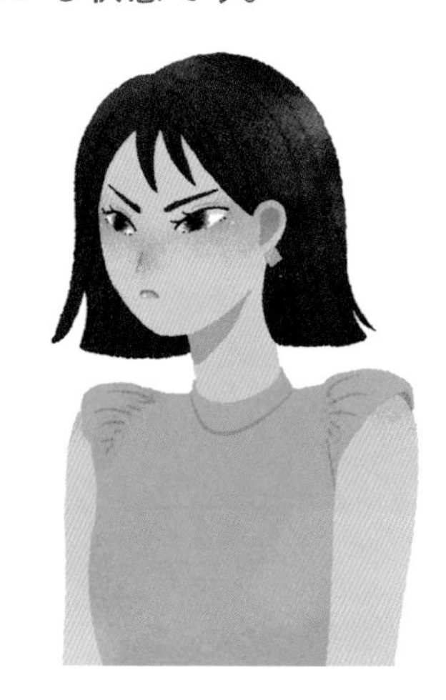

おすすめの食事

気の流れを良くするしそや春菊、クレソン、ミントなどの香りのある食材を積極的に摂りましょう。かんきつ類もおすすめです。

③血虚(けっきょ)タイプ

「血」が不足しているために、
栄養が足りなくなっている状態です。

生活アドバイス

貧血や冷え症などの症状が出やすく、夜更かしは血を消耗するので気を付けましょう。長時間のテレビやパソコン、スマホなどで目を酷使するのも控えましょう。

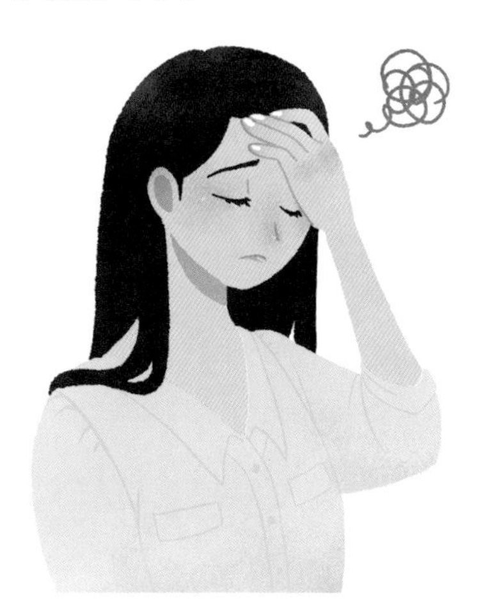

おすすめの食事

血を補う作用のある、ほうれん草やにんじん、プルーン、レバー、黒豆、クコの実などがおすすめです。

④瘀血(おけつ)タイプ

「血」が滞っていて、
血液の巡りが悪くなっている状態です。

生活アドバイス

老廃物がたまって痛みやこりになりやすいので、定期的な運動やお風呂にゆっくりつかって血行を促したり、血液をサラサラにする食材を摂るようにしましょう。

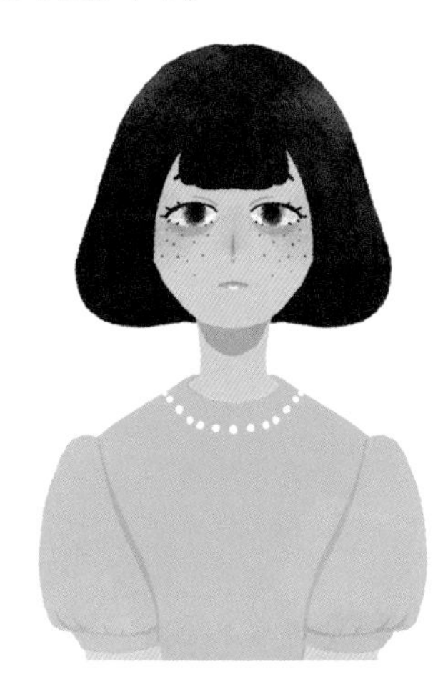

おすすめの食事

なす、チンゲンサイ、ニラ、パセリ、紅花、シナモン、酢などの血行を良くする食材や納豆、酒粕などの発酵食品、青魚もおすすめです。

⑤陰虚（いんきょ）タイプ

「水」が不足し、
体に余分な熱がこもっている状態です。

生活アドバイス

肌荒れや目の乾燥、ほてりなどの症状が現れやすく、血液がドロドロになりやすいので、適度な運動を習慣にして、予防を心がけましょう。

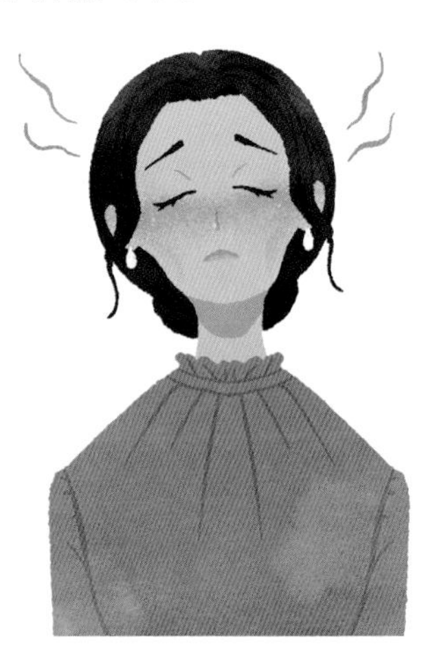

おすすめの食事

体に余分な熱がたまりやすいタイプなので、熱を冷ますトマト、なす、きゅうりなどの夏野菜や、スイカや梨、あさりやわかめ、豆腐などを取り入れて。余分な熱のもとになる油っこい料理や辛い料理、お酒は控えめに。

⑥痰湿（たんしつ）タイプ

体内で「水」の巡りが悪くなり、
不要な水分や脂肪分がたまっている状態です。

生活アドバイス

水分がたまってむくみやすくなるので、体を冷やさないように心がけ、ひと汗かくくらいの運動をしましょう。

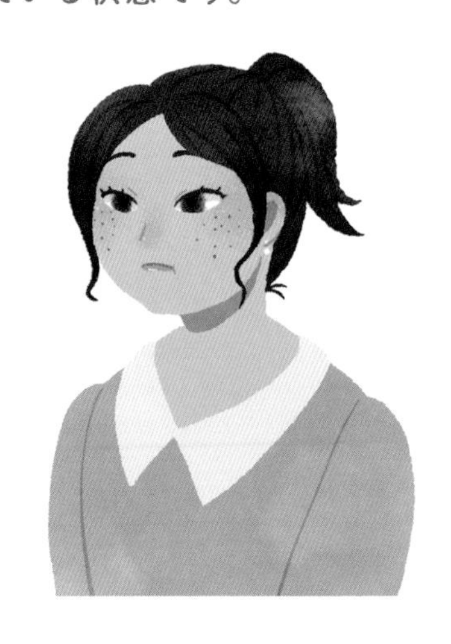

おすすめの食事

玄米、雑穀、たけのこ、こんにゃく、ごぼう、海藻などの食物繊維が多いもの、冬瓜、緑豆、あさり、しじみ、はと麦などの利尿効果のあるものがおすすめです。体が冷える時は、しょうがやこしょうなどで体を温めましょう。

HSPと漢方の基本④

気とバリア

気がバリアの役割を果たして体全体を守ってくれる

「気」「血」「水」の中で、HSPの多くに不足してしまうのは「気」です。光や音、においなどの刺激に敏感に反応したり、常に周囲に気を使い、神経が高ぶった状態が続いていることが多いため、HSPは、慢性的に気（エネルギー）を消耗しやすい状態になっています。

下図の右は気が充実している人のイメージです。この場合、気がバリアの役割を果たして体全体を守ってくれています。一方、左は気が不足している人のイメージです。この場合、気のバリアはありますが、薄かったり所々穴が開いていたりするため、簡単に光や音、暑さや寒さ、人の感情などが外から入ることができる状態です。

HSPの方ならこのイメージ図を実感として受け止めることができるのではないでしょうか。セルフケアによって、左の状態を少しでも右の状態に近づけることを日々の生活で意識しましょう。

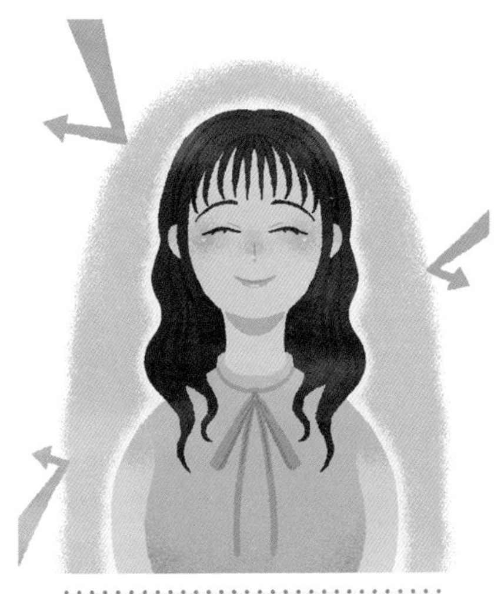

気が充実

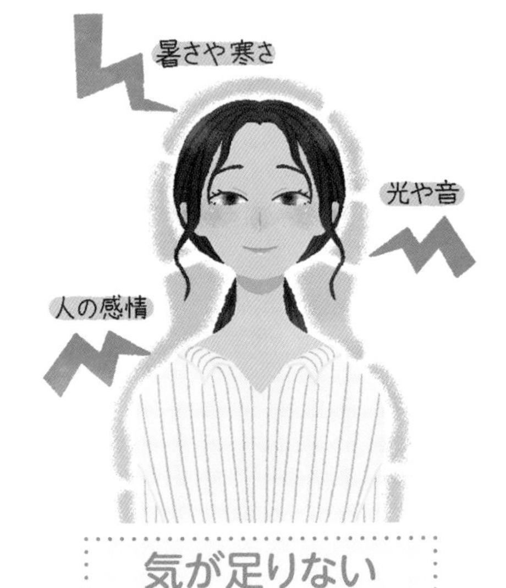

気が足りない

HSPと漢方の基本⑤

五臓と季節

漢方では、体の働きを大きく5つのグループに分けて考え、それらを「五臓」と言います。
体の臓器のみを指す西洋医学よりも、臓器とその働きを含めたもっと広い意味を持っています。
五臓は、お互いに影響を与えながら体のバランスを保つ役割を担っていて、
それぞれに関係の深い季節があります。

肝（春）
心（夏）
脾（梅雨）
肺（秋）
腎（冬）

相生関係 →
（相手を生み育てる関係）

相克関係 - - →
（相手を抑制する関係）

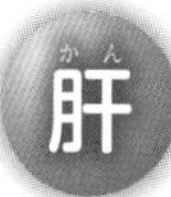

肝の働き

「血」の貯蔵庫で、「気」や「血」を体に巡らせます。筋肉に栄養を与え、動きをスムーズにします。自律神経に関わり、情緒を安定させます。

肝のケア

肝と関係が深い季節は、春。春は肝が高ぶりイライラしやすくなるので、ヨガや瞑想などリラックスする時間を作るのがおすすめです。「血」を十分に肝に蓄えるために睡眠をしっかりとりましょう。

肝におすすめの食べ物

レモン、みかん、グレープフルーツ、イチゴ、すだち、ほうれん草、小松菜、黒酢、梅、ヨーグルトなど

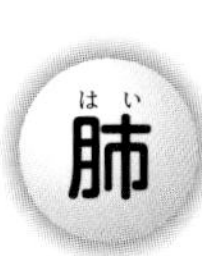

肺の働き

外からのきれいな空気を体に取り込み、不要な空気を排出します。体のバリア機能に関わり、外部からの病邪の侵入を防ぎます。

肺のケア

肺と関係が深い季節は、秋。空気がきれいな朝のうちに深呼吸をして、新鮮な空気を肺へ取り込みましょう。乾燥しやすいのでのどが乾いたら白湯や温めたお茶・牛乳などを飲んで、のどを潤しましょう。

肺におすすめの食べ物

ねぎ、玉ねぎ、白きくらげ、しょうが、にんにく、山椒、唐辛子、わさび、こしょう、シナモンなど

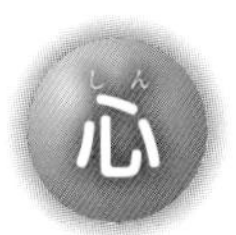

心の働き

「血」を全身に送り、エネルギーを供給します。意識や思考がしっかりと行われるように、精神活動をコントロールしています。

心のケア

心と関係が深い季節は、夏。夏の暑さに注意して、心に負担をかけるような激しい運動や熱いお風呂は避けて、散歩やストレッチなどの軽い運動や、お風呂はぬるめのお湯にゆったりつかりましょう。

心におすすめの食べ物

ゴーヤ、セロリ、ふき、ごぼう、きゅうり、ピーマン、パセリ、緑茶、レバー、スイカ、あずきなど

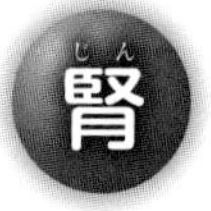

腎の働き

体内の不必要な水分を尿として排泄するなど、水分代謝のコントロールを行っています。また、発育・生殖・老化に深く関わります。

腎のケア

腎と関係が深い季節は、冬。冬は体が冷えやすく、特に下半身の冷えは腎に負担をかけるので、温めるようにしましょう。足腰の衰えは腎の衰えにつながるので、スクワットや四股踏みなどを取り入れましょう。

腎におすすめの食べ物

かき、はまぐり、あさり、しじみ、いか、たこ、わかめ、昆布、しょうゆ、みそ、黒ごま、黒米など

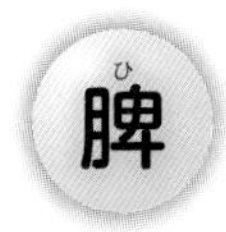

脾の働き

消化器全体の働きで、食べ物や飲み物を「気」や「血」や「水」といった栄養に変えて消化吸収します。血液が漏れ出さないようにする働きもあります。

脾のケア

脾と関係が深い季節は、梅雨。梅雨は湿気が多く脾に負担をかけるので、冷たいものや乳製品の摂り過ぎに注意しましょう。脾を丈夫にして消化吸収を高めるためにはよく噛んで食べることが大切です。

脾におすすめの食べ物

じゃがいも、かぼちゃ、にんじん、なつめ、やまいも、くるみ、しいたけ、しめじ、栗、バナナなど

HSPと漢方の基本⑥

舌で体調をチェック

舌の状態を観察すれば健康状態が分かる

漢方の診断方法に、舌を見る「舌診（ぜっしん）」があります。この舌診は、日々の体調を自分で観察できる、簡単で便利なチェック方法です。「舌は、体を映す鏡」と言われていて、その方の体質や内臓の状態を反映すると考えられています。舌の色や舌の上にある苔は、体調によって変化しています。

観察が得意なHSPの方は、「あっ、昨日と違う」など舌の微妙な変化にすぐに気づかれることでしょう。毎朝、歯みがきをする前に舌を観察して、ご自分の健康状態のチェックにぜひ役立ててみてくださいね。

健康な舌

薄いピンク色で口に収まる大きさ。白く薄い舌苔があり、舌の裏の静脈は浮き上がっていない。

形１

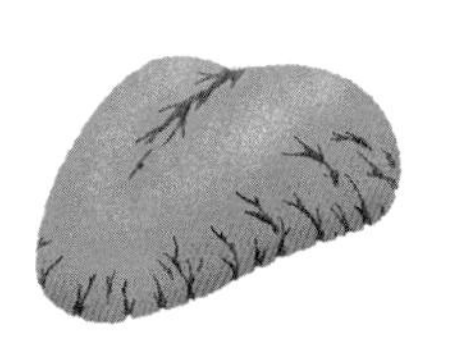

表面が乾いてひび割れている
→熱がある、水の不足。

舌苔１

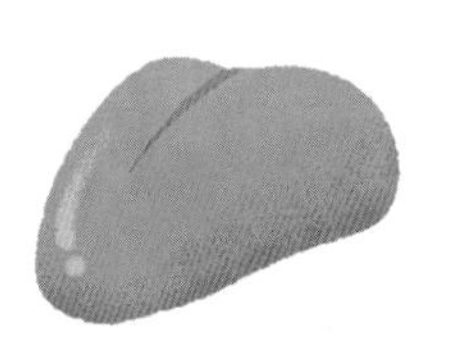

舌苔がない
→水の不足。

色3

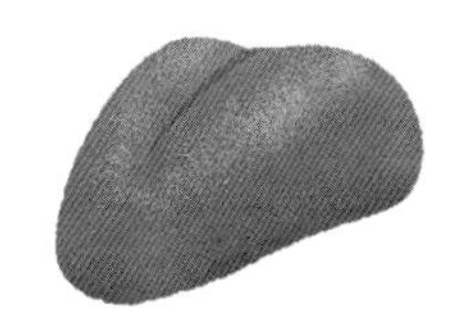

赤い
→熱がある。

色2

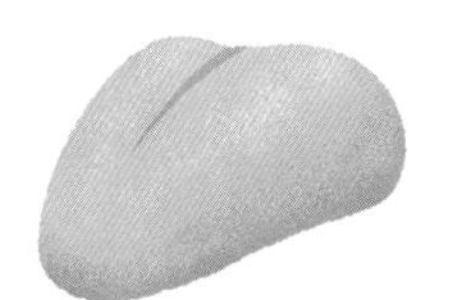

白っぽい
→冷えている、気や血の不足。

色1

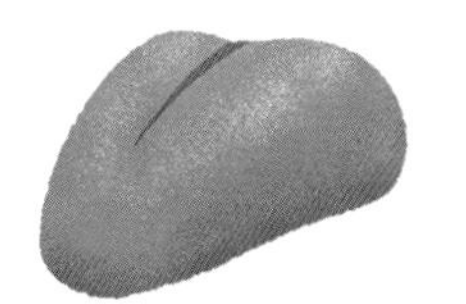

紫色っぽい
→血が滞っている。

形4

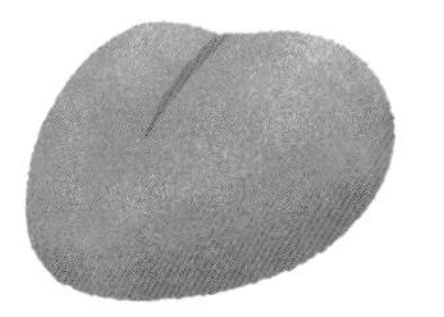

大きくてむくんでいる
→水分の代謝が悪い。

形3

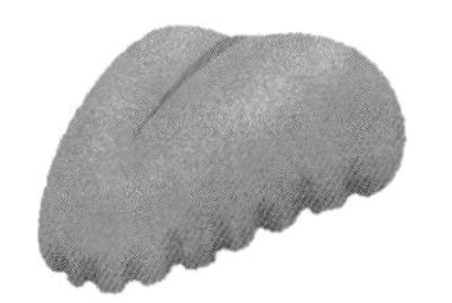

周りに歯形がついている
→水分の代謝が悪い、気の不足。

形2

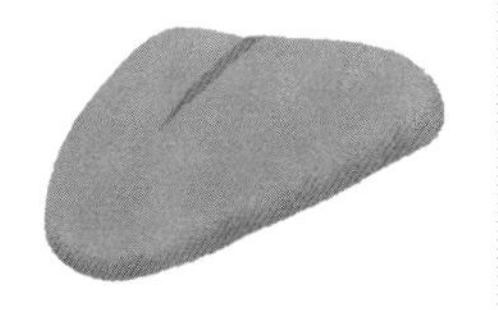

薄い
→気・血・水の不足。

舌の裏側

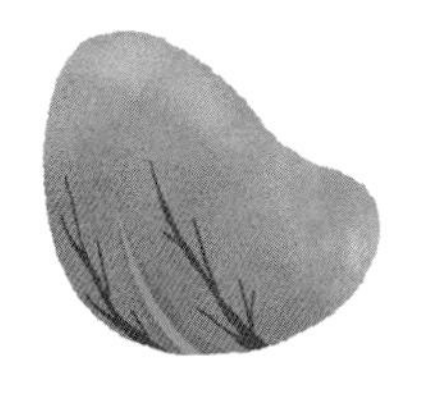

2本の静脈が青く浮き上がっている
→血が滞っている。

舌苔3

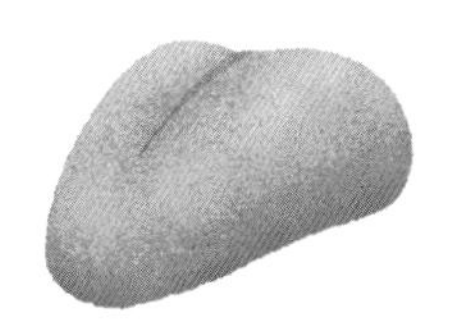

舌苔が白くて厚い
→冷えがある、胃腸の働きが弱い。

舌苔2

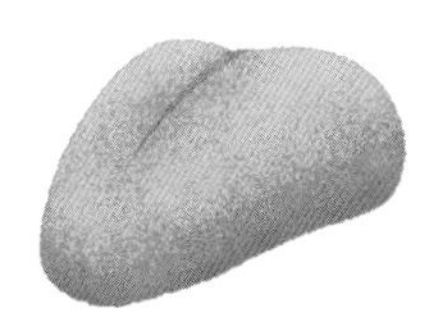

舌苔が黄色くて厚い
→熱がある、胃腸の炎症。

HSPと漢方の基本⑦
漢方薬

①細粒・顆粒

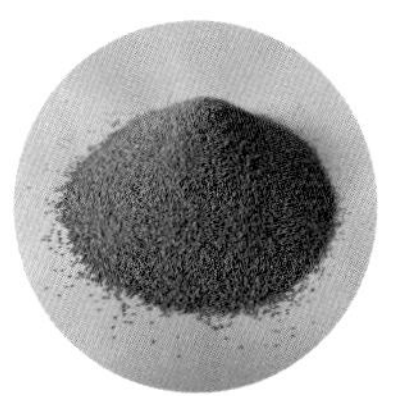

逍遥散

②錠剤

定悸飲

③液剤（シロップ）

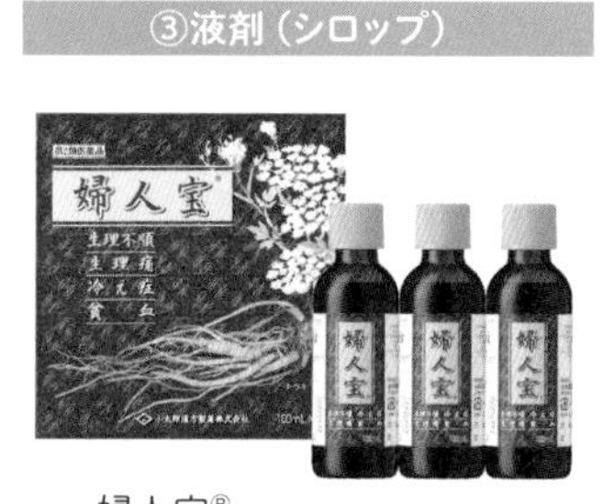

婦人宝®

④軟膏（ぬり薬）

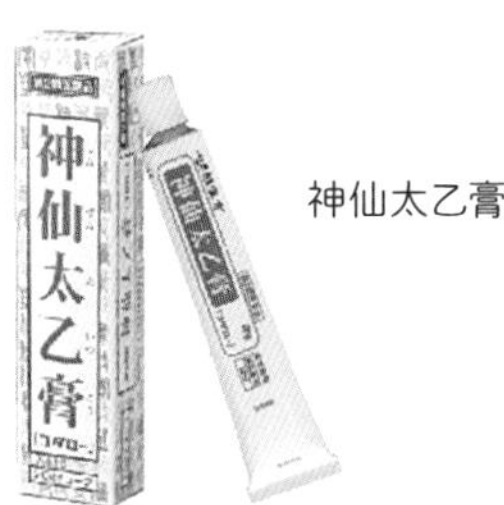

神仙太乙膏

漢方薬で心身のバランスを整えて自然治癒力を高める

セルフケアだけで体調を整えることができれば問題ないのですが、なかなか体調が良くならない、そういった場合は漢方薬を試してみるのもひとつの選択肢です。

漢方薬は心身のバランスを整えて、自然治癒力を高める効果がありますので、食欲不振、冷え症、生理痛、頭痛、下痢・便秘、肩こり、花粉症などの主に慢性的な体の不調におすすめです。また、周りに分かってもらいにくい疲れやだるさ、不眠、不安感やイライラ、生理前の情緒不安定（ＰＭＳ）などの心のお悩みにもおすすめです。

煎じ薬のイメージが強いかもしれませんが、上の写真のように漢方薬にはさまざまなタイプがあります。

HSPと漢方薬の相性が良い理由
～HSPのお客さまと接して～

①薬に敏感なので、自然由来の漢方薬と相性が良い

HSPは、薬に敏感に反応する体質の方が多く、西洋の薬は効き過ぎてしまうこともあります。鎮痛剤も２錠服用するところを１錠で済んでしまうという方もいます。

漢方薬は、天然の植物（花や実、果皮や樹皮、根など）や動物、鉱物といった自然由来の生薬を使用しており、西洋の薬と比べて穏やかに効くものが多いため、薬に敏感なHSPの体質と相性が良いです。また、漢方薬は生薬を２種類以上組み合わせることにより、それぞれの薬効を生かすだけでなく、生薬の毒性も軽減しており、副作用に配慮されたものも多いです。

②漢方薬の味や香りの微妙な変化にも気づきやすい

漢方薬と西洋の薬との違いに、漢方薬には味や香りがあることが挙げられます。科学的に証明されている訳ではありませんが、体に合っている漢方薬は飲みやすくおいしく感じ、合っていない漢方薬は飲みにくく苦く感じると言われます（体に合っていても生薬特有の苦みを感じるものもあります）。

味や香りを繊細に感じ取れるHSPは、漢方薬の味や香りを好んで飲まれる方も多く、よく「漢方薬の香りを嗅ぐと落ち着く」「飲むと何だかホッとする」と感想をおっしゃいます。

③まじめに養生に取り組むので結果が出やすい

HSPの方は、言われたことを真剣に受け止め、養生法についても「体に良いことだから」と納得されるので、まじめに続けられることが多いです。漢方薬も言われたとおりにきちんと忘れずに服用され、体の声を聴きながらじっくりと体質改善に取り組まれます。漢方のスタイルに向いている方が多く、漢方薬と養生（セルフケア）のダブルの効果で結果が出やすいです。

HSP.と漢方の基本⑧
ツボ・お灸

ツボの探し方

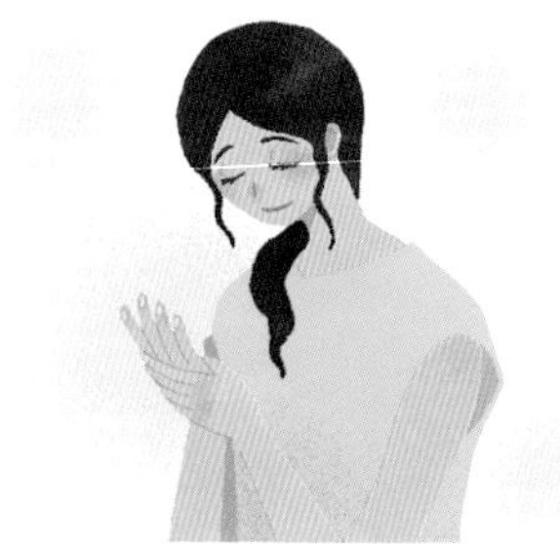

●押すと症状がやわらぐ
押すとじんわりと症状がやわらぐ感じがある。

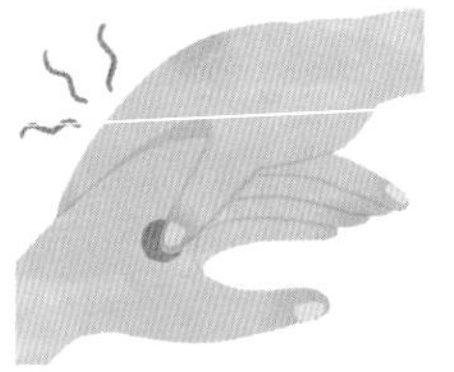

●痛みがある
押すと痛く感じたり、場合によっては痛気持ちいいと感じる。

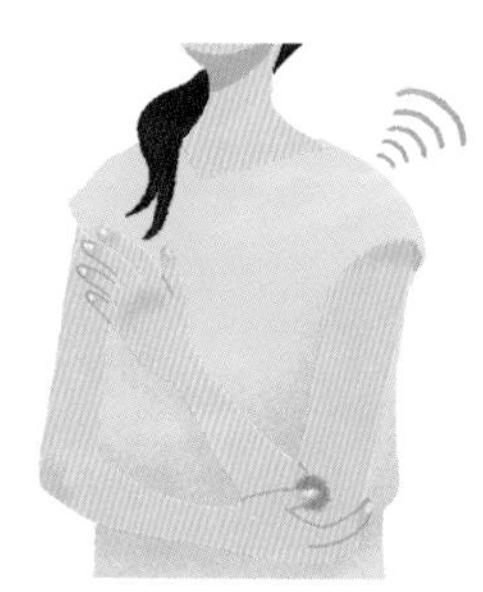

●押すと響く感覚がある
症状のある場所を押すと、ツーンと響くように感じる。

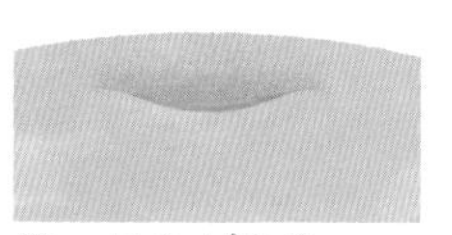

●へこみがある
押すとくぼんでいる感覚がある。

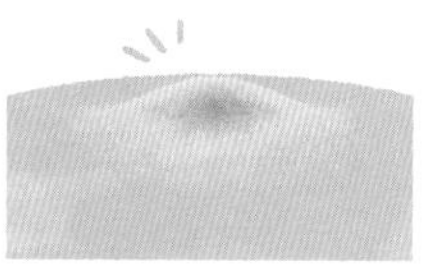

●しこりがある
押すとかたまりがあるのを感じる。

ツボを押すことで気の流れを良くしよう

ツボは「気」の出入り口と考えられていて、こりやへこみ、押した時に痛く感じるといった反応が体の不調を表しています。季節ごとのセルフケアでもツボ押しについて多く取り上げています。セルフケアのひとつとして、ツボを押すことで気の流れを良くしていきましょう。

まずは、基本のツボの位置を探して、その周辺を押したりさすったりしてみてください。ツボの位置は人によって違います。基本のツボの位置から離れていても、自分のツボには上に挙げているような特徴があります。HSPの方なら「押している時に気持ちいい」という感じをつかめるのではないでしょうか。どうぞあなたのツボを楽しみながら見つけてみてくださいね。

温熱で「気」「血」「水」の巡りを良くするお灸

ツボ押しだけでも効果はあるのですが、症状がつらい場合、ツボにお灸を試す方法もあります。お灸の刺激はツボを温める温熱です。「気」「血」「水」の巡りを良くして体を元気にします。

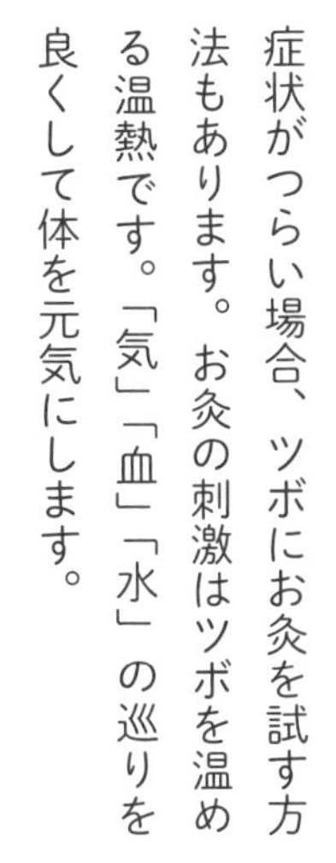

鍼灸院でお灸や鍼の施術をしてもらうというイメージが強いかもしれませんが、ドラッグストアやネットショップでも手軽に購入できるようになっています。

台座付きで肌に直接火が当たらないものが多く、熱さの程度にも段階があります。HSPの方は肌が弱いこともありますので、やけどしないようにはじめは弱めのお灸から始めてはいかがでしょうか。

また、火を使わないタイプのお灸も出ていますので、火を使いたくない方や自宅以外でもお灸をしたい方にはおすすめです。

お灸のQ＆A

Qお灸はどのくらいの頻度ですればよいのですか？

A1日1回リラックスした時にするのがおすすめですが、難しい方は休日にするなど無理のない範囲で続けていきましょう。

Qお灸をしてはいけない時はありますか？

A入浴の前後、食事の直後、飲酒後、発熱時は、やけどや気分が悪くなりやすいので避けてください。

Qお灸は熱いほど効果がありますか？

A熱いほど効果があるというものではありません。お灸はその日の体調や天候などによって感じ方が変わりますので、熱さを強く感じたらすぐに取るようにしましょう。

HSPと漢方の基本⑨

養生

「養生」で心と体をすこやかに

漢方では、食事や睡眠といった生活習慣を見直し、自分の心と体をケアする「養生＝セルフケア」をとても大切に考えています。養生を日々実践することで、人間に備わっている自然治癒力や免疫力を高めることができます。特にHSPは、生活リズムが乱れると体調を崩しやすいので「養生」がとても大事です。

①食事

今の自分の体は食べたもので作られており、偏った食生活は心や体のバランスを崩してしまいます。食べ物にはそれぞれ体を温めたり冷やしたりする作用があり、体が冷えている人は温かい食べ物を摂り入れる、夏の暑い時は体を冷やす食べ物を摂るなどして寒熱のバランスをとっていくのがおすすめです。

また、HSPは胃腸が敏感でお腹が弱い方が多いので注意しましょう。何を食べた時に体調が悪くなるか日記につけておくと役立ちます。甘いもの、脂っこいもの、生もの、冷たいもの、辛いもの（頭文字を取って「ああなつ（夏）か」と覚えると便利）はお腹が弱い人は控えましょう。

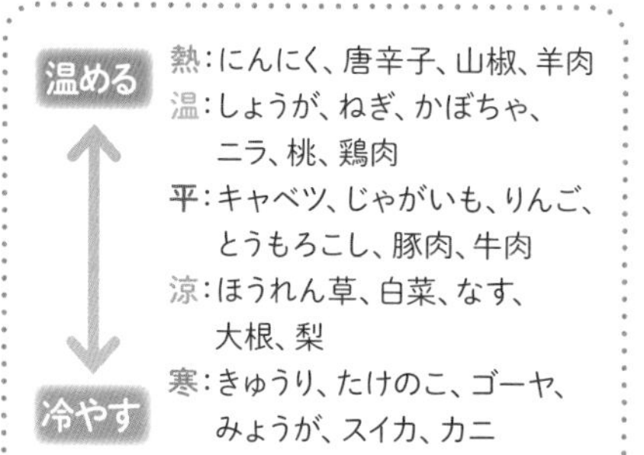

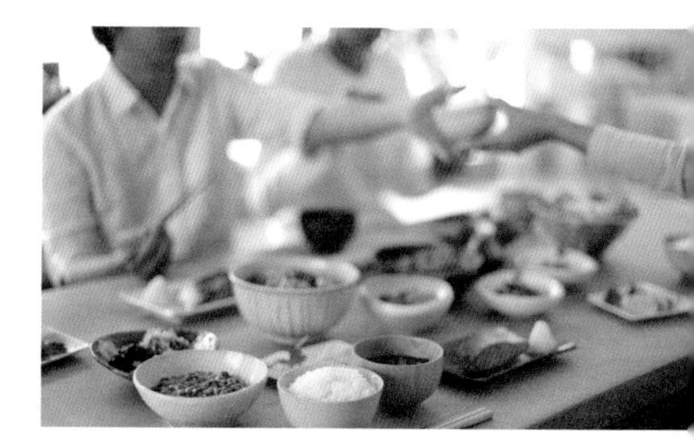

②睡眠

日々疲れやすいHSPにとって睡眠は何より大切です。漢方では、午前0時を挟んだ前後2時間の23～1時の子(ね)の刻を「陰」と「陽」が切り替わる時間として「一度の食事よりも子の刻に寝るのが大事」と中国のことわざにもあるくらい、この時間に寝ることを重要視しています。できれば23時までに、遅くとも日付が変わる前には眠りにつきたいものです。

また、朝起きたらすぐにカーテンを開けて太陽の光をたっぷり浴びる、寝る2時間前からはパソコンやスマホなどのブルーライトを見ないようにすることも夜の深い眠りには大切です。

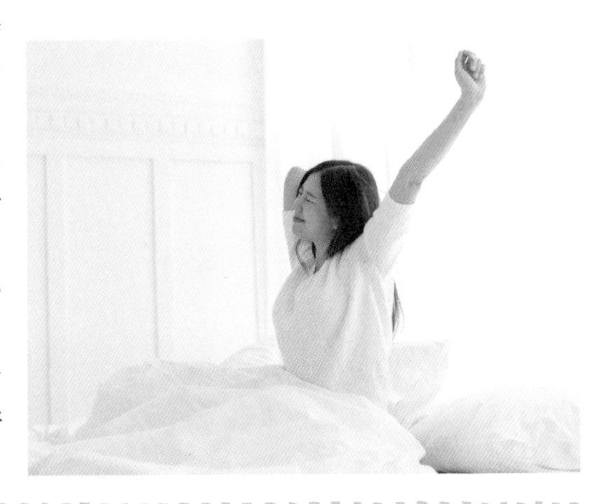

③運動

運動をすると気の巡りが良くなり、気持ちもリフレッシュします。でも、分かっていてもなかなか重い腰が上がらないかもしれませんね。わざわざジムに通わなくても、日常のちょっとした時間を使ってできる範囲で動くことを心がけてみましょう。エレベーターを使わず階段を使う、少し遠くのスーパーまで歩いてみる、勉強や仕事の合間に肩や首のストレッチをするなど無理のない運動を取り入れてみましょう。

運動をする際に気を付けたいのは、汗をかき過ぎないことです。「気」が足りないHSPにとって汗のかき過ぎはますます「気」を消耗し体力を奪うことにつながるので、だらだらたくさんの汗をかく運動よりもじんわりと汗をかくくらいの運動がおすすめです。

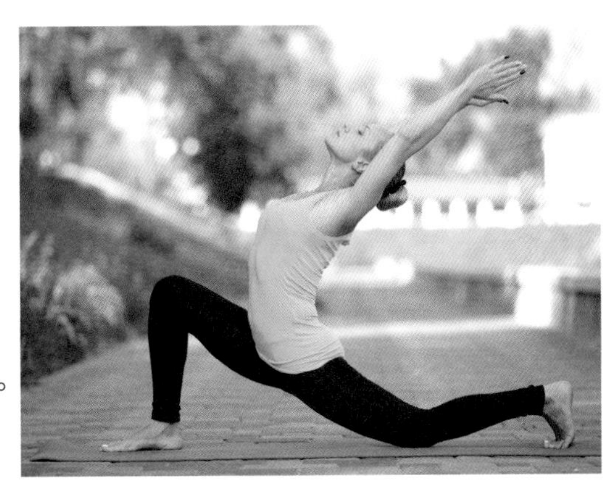

④入浴

忙しいとお風呂に入るのが面倒になって、シャワーですませてしまいがちですが、一日の疲れを取り、心も癒されるにはお風呂にしっかり入ることが大事です。冷え症の方は体を芯から温めてくれるお風呂は有効ですし、水圧がかかることにより血流が良くなるので足のむくみに悩んでいる方にも効果があります。

お湯が熱過ぎると交感神経を刺激して興奮してしまいます。熱さに敏感なＨＳＰは眠りづらくなってしまうので避けましょう。また、眠気は体がぽかぽかと温まってから、体温が下がってくるころに訪れるので、お風呂に入るタイミングは寝る１時間前くらいがおすすめです。

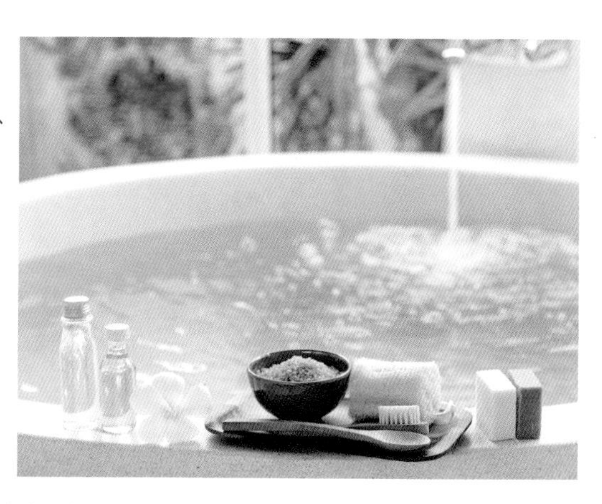

⑤服装

気温の変化を敏感に感じ、寒暖差に弱いHSPにとって服装で調節することは大事です。春や秋は朝晩と日中の温度差が大きかったり、夏や冬は外と内の温度差が激しい時が多いので、自律神経が乱れて体調を崩す原因になります。夏場でもスカーフやひざかけ、カーディガンを羽織るなどして、服装で体温調節をしましょう。

体の中で冷えやすいのは、３つの首（首・手首・足首）と腰のくびれている部分です。へそ出しや生足は避け、マフラーや手袋、レッグウォーマー、腹巻きなどでくびれている部分を特に冷やさないようにしましょう。

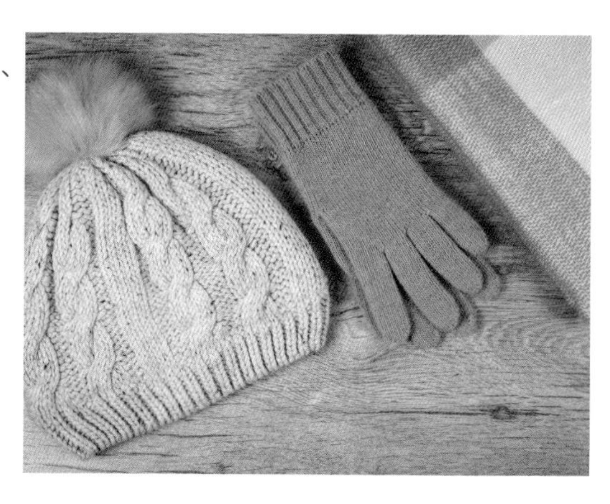

⑥こころ

漢方では、「心身一如（しんしんいちにょ）」といって、心と体はつながっているとし、心の不調が体調を崩す原因となり、また体の不調も心に影響を与えると考えられています。特にＨＳＰは繊細で心と体のバランスを崩しやすいので要注意です。

そこで大切なのが、なるべくストレスをためないこと。「～をしない」と制限するよりも、自分が好き、楽しいと感じることを生活に取り入れていくのがポイントです。緑に癒されるなら観葉植物を部屋に置く、良い香りが好きならアロマを生活に取り入れてみるなど、心が穏やかになるものを探して自分の好きなものに囲まれる暮らしを少しずつ作っていきましょう。また、HSP は自分より他人を優先してしまいがちなので、「今、無理をしていないかな」と心の声を聴くことも大切です。

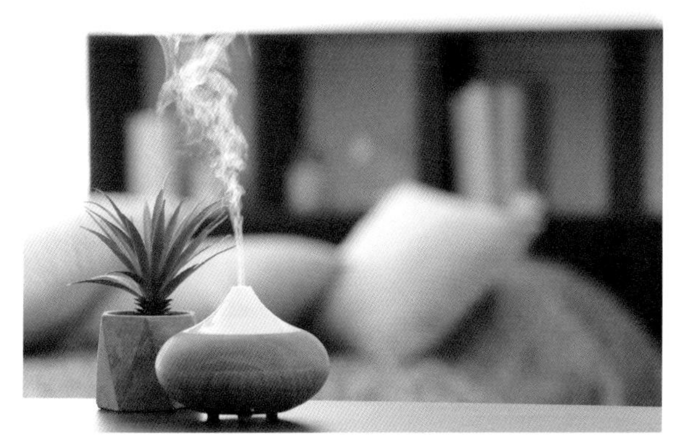

「養生」は無理せず、楽しく続けられるものを

さまざまな「養生」を見てきましたが、体に良いからといって嫌いな食べ物を食べたり、好きなことを禁止してイライラしてしまうなど、養生は無理してする必要は全くありません。毎日、楽しく続けていけそうなものから少しずつ取り入れてみてください。HSP は発想力が豊かなので、ご自分で好きな風にアレンジしていかれるのもよいかと思います。

養生を続けていくうちに、体が軽くなったり、気持ちが楽になってくるような感覚を感じられてくることでしょう。

Column 01

体調が良くなると「気」のバリアも分厚くなる

皆さんは、「気」がつく言葉でどういうものが思い浮かびますか。元気、やる気、気づかい、活気、根気、気品……。多くの言葉が思い浮かぶと思います。昔から「気」は私たちの身近にあるもので、切っても切り離されないものなんですね。

漢方の世界では、「気」はエネルギーの源と考えられています。この「気」が充実していると体も心も活発で、不足したり滞っていたりすると不調になります。「気」は見えないものなので実感がわきにくく、その話をすると「漢方＝スピリチュアルなもの」と勘違いされる方もいます。

しかし、HSPは17ページにある気のバリアのイメージを見て、「とても分かります」と言っていただける方が多いです。音や光などに敏感なHSPという気質は生まれ持ったものなので変えることはできませんが、漢方薬を服用したり養生を重ねたりすることで、気のバリアを分厚くしていくことは可能です。お客さまの中には「日常で気になる音が少し減った」「イヤホンをしなくても電車に乗れるようになった」と実感される方もいらっしゃいます。

逆に、疲れやストレスを感じると今まで気にならなかった音が大きく聞こえたり、不快感を覚えたりすることがあります。その場合は「今、気が不足しているのかな？」「体が疲れているのかな？」と思って、少し活動をセーブしたり体を休ませてあげたりしてくださいね。

Part 2
春

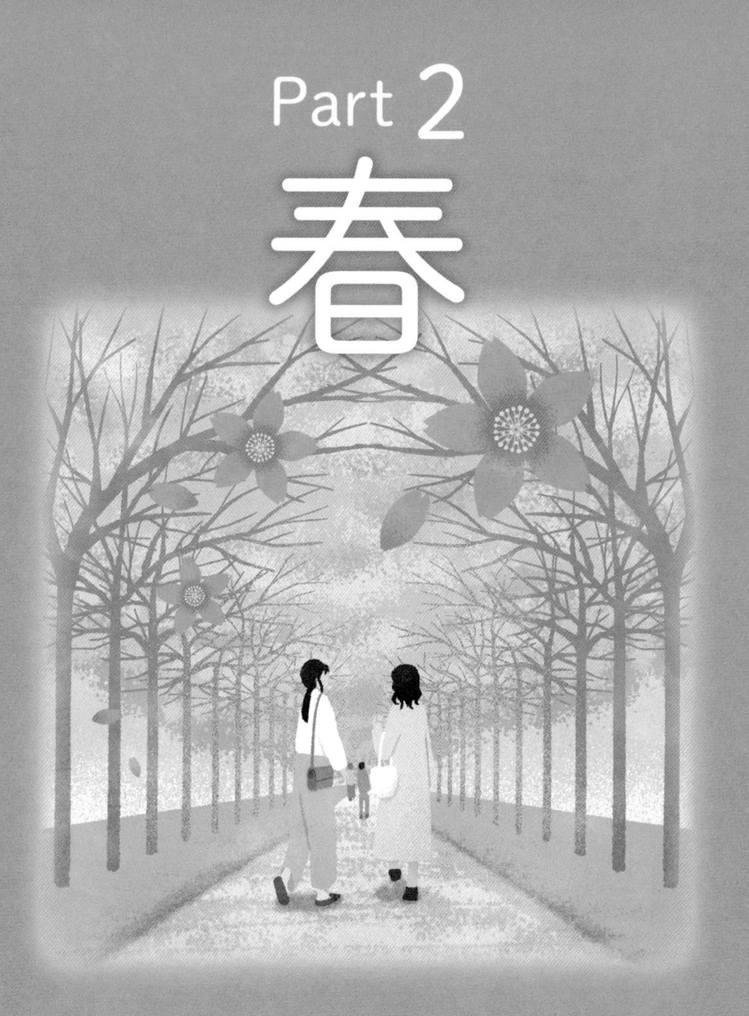

春は、冬ごもりしていた虫や動物たちが目覚め、草木も芽吹いてきます。人の体も同じように、暖かくなると新陳代謝が活発になり、体を動かしたくなったり、外へ出かけたくなったりと、エネルギーを外に発散したくなります。一方、新生活が始まる人も多く、環境が変化し、何かとストレスがたまりやすい季節です。桜の下や新緑の中を散歩して、ゆったりのびのびと過ごすように意識して、爽やかな春を満喫しましょう。

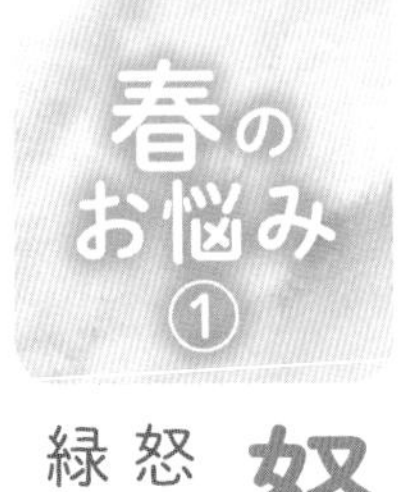

怒り・イライラ

怒りやイライラを感じたら、緑の中でリフレッシュしよう

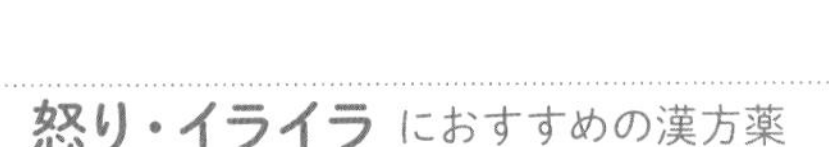

「逍遙散（しょうようさん）」
→ イライラして疲れやすく、不定愁訴（明確な原因がないのに、肩こり・めまい・頭痛など体の不調を訴えること）が多い方に。

「柴芍六君子湯（さいしゃくりっくんしとう）」
→ ストレスに弱く、イライラすると胃腸トラブルが出る方に。

「抑肝散加陳皮半夏（よくかんさんかちんぴはんげ）」
→ イライラしているが、十分にストレスを発散できない方に。

春は肝が高ぶり、怒りっぽくなる季節

春になると、気持ちがそわそわして落ち着かないという人も多いのではないでしょうか。昔から「木の芽どき」と言われ、植物や動物たちが動き出し、環境が変わることが多い春は自律神経のバランスを崩しやすい季節として知られています。春は、五臓で言うと「肝」にあたり「肝」は「怒り」の感情と結びついています。

人の気分や感情に左右されてしまうHSPは、怒っている人を見ると、自分に向けられたものではなくてもダメージを受けてしまうことがあります。また、自分と他人の境界線が弱いために、怒っている人のそばにいると知らない間に自分までイライラしてしまうこともあります。春は人の動きが活発になり、大きな声や足音を出す人も多くなるので、音に敏感なHSPにとっては疲れやすい季節。怒りやイライラを感じたら、そっと離れて緑の中を散歩しましょう。

セルフケア ①

怒りやイライラには香りのする食べ物を

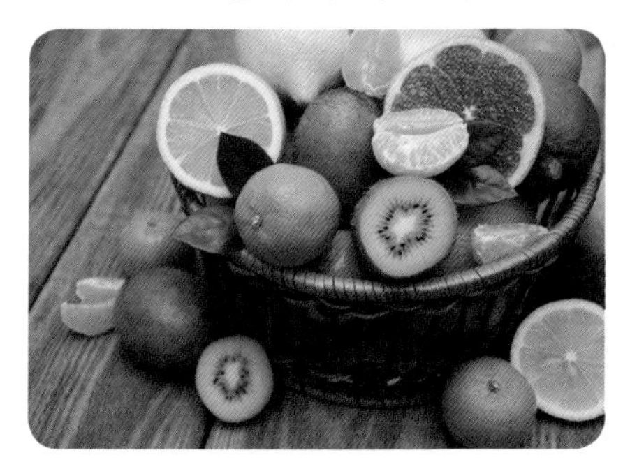

怒りやイライラを感じている時は、香りの良い食べ物を取り入れるのがポイント。甘夏、はっさく、デコポンなどのかんきつ類や、春菊、三つ葉、セロリ、しそ、バジル、パクチーなどの香味野菜には「気」の巡りを良くして、リラックスさせる効果があります。ジャスミン茶やハーブティーなどのお茶もおすすめです。

セルフケア ②

のんびりと自然に触れながら散歩しよう

イライラにおすすめの漢方薬「逍遥散」の「逍遙」には、気の向くまま歩くという意味があります。一日１万歩など目標を決めないでのんびりと歩き、時々は立ち止まって季節の花を見たり風を感じたり、自由に散歩するのが良いとされています。木に触れることも癒しの効果があるので、大きな木にハグするのもいいですね。

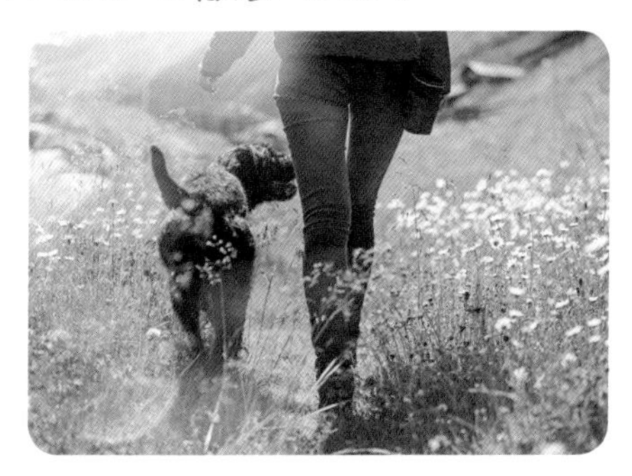

セルフケア ③

耳栓やイヤホンで周りの音を減らそう

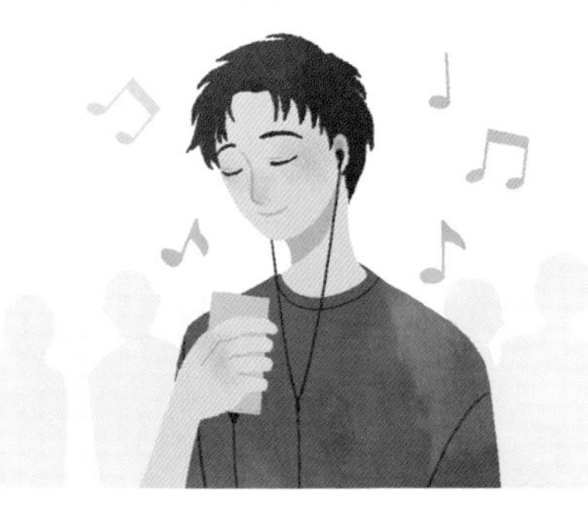

HSP は人の感情を受けやすいので、怒っている人を見たらなるべく離れて近づかないようにしましょう。大きな声や足音が大きい人が近くにいる時は、耳栓やノイズキャンセリングイヤホンをすると周りの騒音を軽減できます。「春だから、みんな音が大きいんだな」と「春のせい」にすることも心を軽くしてくれますよ。

春のお悩み②

花粉症

花粉症は予防が大切、体のバリアを強くしよう！

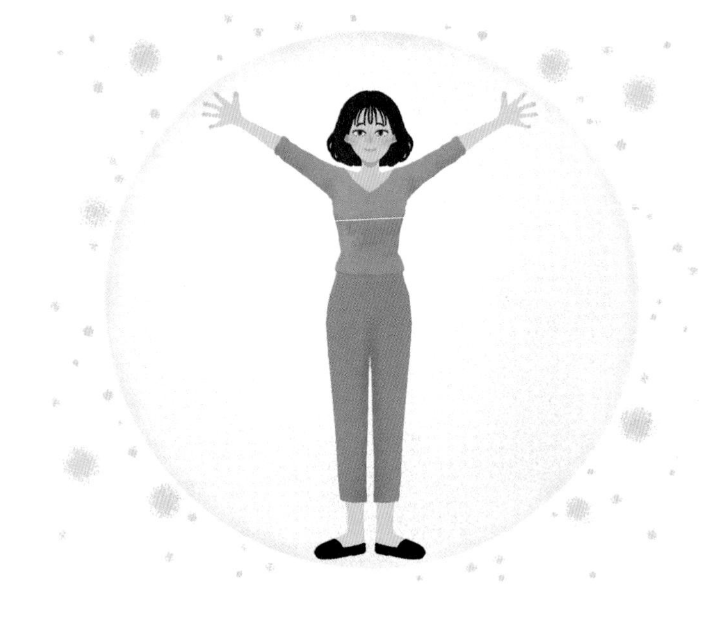

花粉症 におすすめの漢方薬

「玉屏風散（ぎょくへいふうさん）」
→ 少しの温度変化にも弱く、毎年花粉症になる方の予防に。
「麻黄附子細辛湯（まおうぶしさいしんとう）」
→ 体が冷えていて、くしゃみや鼻水を伴う方に。
「麗沢通気湯加辛夷（れいたくつうきとうかしんい）」
→ 花粉症や副鼻腔炎、嗅覚障害など鼻のトラブルに。

体のバリアが弱いと花粉症になりやすい

暖かくうららかな春先に、鼻がグズグズしていると憂うつな気持ちになってしまいますね。漢方で花粉症は、スギやヒノキ花粉など外側からの影響だけではなく、体の内側の免疫力が大きく関わっていると考えられています。

気の働きのひとつに「防衛作用」があり、体にバリアを張って花粉やウイルスなどを侵入させないようにします。これが弱いと、体表のバリアが弱くなるため簡単に邪気が入ってきて、花粉症にもかかりやすくなります。

ＨＳＰは、気の不足が原因で花粉症になっている方が多いです。鼻がつまって熟睡できなかったり、くしゃみを続けるので疲れがたまるなど花粉症に伴う不調も重なりやすく、花粉症のせいで仕事に集中できない、一日中他人の目が気になってしまうなど、精神的にストレスを抱えてしまう方も……。毎日の食生活の見直しが花粉症予防につながります。

セルフケア ①

刺激物を控えて、温野菜を中心に

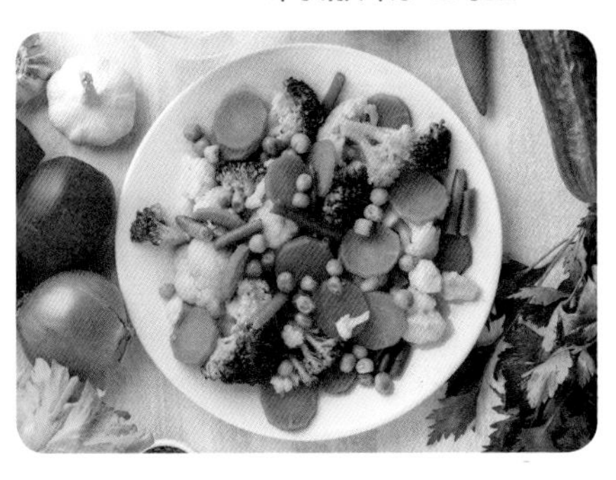

気の不足から花粉症になりやすいHSPは、気を補う穀物・いも類・豆類や温野菜を中心にした食事にして、脂っこいもの、味の濃いもの、甘いもの、唐辛子やわさびなどの刺激物を控えましょう。花粉症の症状が出ない時期に、ビールや清涼飲料水などの冷たい飲み物や食べ物、生ものを避けることも予防につながります。

セルフケア ②

マスクにアロマを1滴垂らして

花粉が飛ぶ季節には、マスクの内側にペパーミントやユーカリ、ティートリーなど、鼻やのどのトラブルに効くアロマを垂らすとつらい症状を緩和できます。においに敏感なHSPは1滴でも効果があるかと思います。家にいる時はアロマをお湯に入れて湯気と一緒に広がる香りを嗅ぐのも、スーッと鼻の通りが良くなりおすすめです。

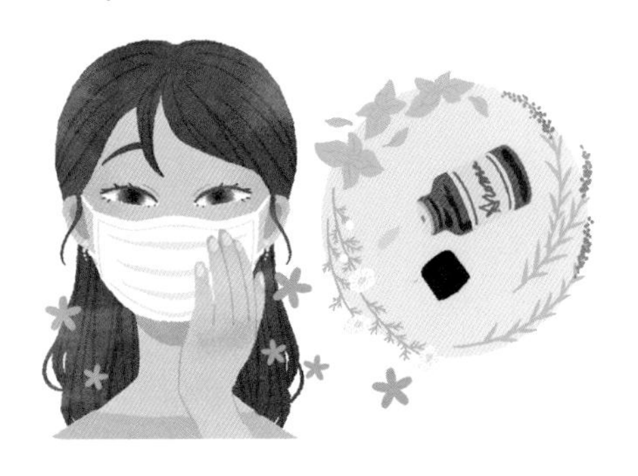

セルフケア ③

鼻づまりに効果的な鼻のマッサージ

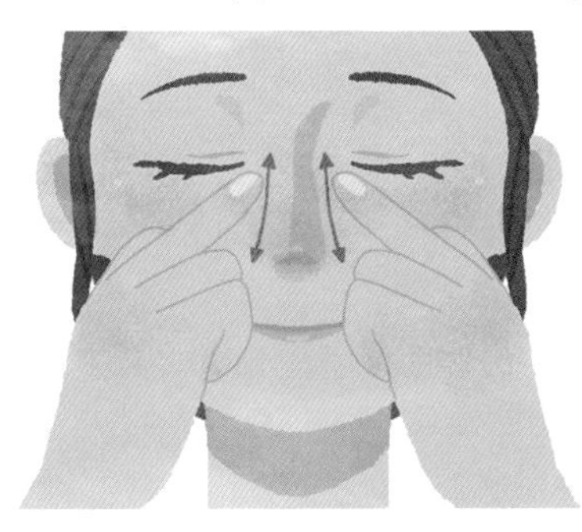

せっかく寝ようと思っているのに、鼻がつまっているとつらいですよね。鼻がつまっている時は、鼻の付け根から小鼻にかけて人差し指と中指で軽くさすりましょう。鼻の血行を良くして鼻のとおりを良くします。また、鼻がつまっている時はつまっている側を上にして横になって眠ると、つまりがとれやすくなります。

五月病

五月病には気虚タイプと気滞タイプがある 一人で悩まず周りの人に協力を求めよう

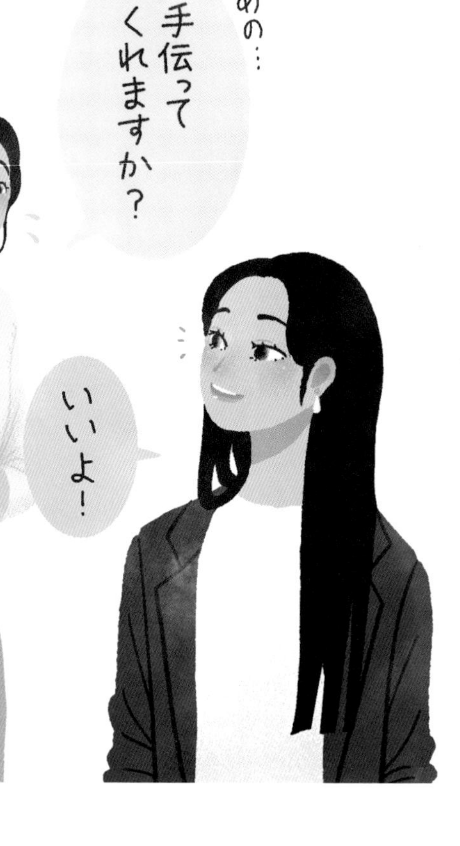

環境の変化に弱いHSPは、五月病になりやすい

春は、クラス替えや転勤、新しい土地への引っ越しなどが多い季節。新しい環境にうまく適応できずに、5月の連休を過ぎたあたりから「疲れやすい、だるい」「やる気が起きない」などの症状が出てきたりするのを「五月病」と言います。

漢方では、気が不足している「気虚」タイプと気が滞っている「気滞」タイプが五月病になりやすいと考えられていますが、両方を合わせ持った人も多いです。

HSPは、環境の変化に弱くストレスを感じやすいので要注意。性格的には、まじめで責任感があり一人で抱え込んでしまう方がなりやすく、これらもHSPに多いタイプです。五月病になってしまうと、健康を取り戻すのに時間がかかります。人に相談することが苦手な方も一人で悩まず、周りの人に協力を求めるように心がけてみてくださいね。

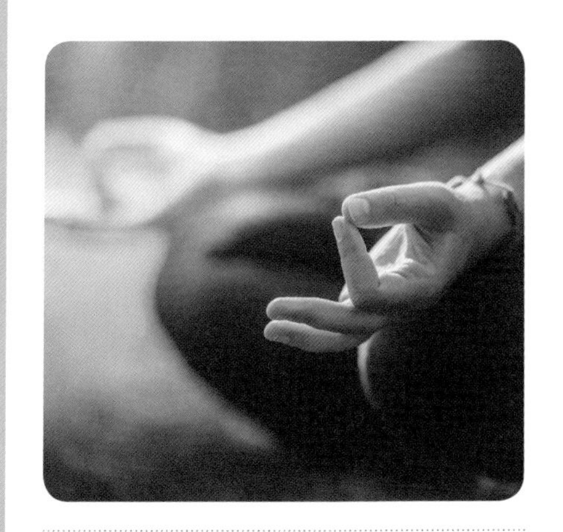

五月病（気虚タイプ）に
おすすめの漢方薬

「補中益気湯（ほちゅうえっきとう）」
→ 疲れやすく、胃腸の働きが衰えて食欲のない方に。

「帰脾湯（きひとう）」
→ 眠りが浅く、身も心も弱り、精神の疲れを訴える方に。

セルフケア ①

気虚タイプ

気が不足しているタイプで、性格は控えめで自分の主張をしづらく、環境の変化にも弱いです。

精神面では、意欲が湧いてこない、気持ちが落ち込む、体調面では、疲れやすい、途中で目が覚めやすい、食欲が出ない、お腹の調子が悪いなどの症状が出やすいです。

疲れを感じたら、何よりも休養を取ることが大事です。途中で目が覚めやすい方は、ヨガやストレッチなど軽めの運動をすると睡眠の質を上げてくれます。特に、夜は目や頭を使う作業は控えて、瞑想などで心をほぐしましょう。

セルフケア ②

気滞タイプ

気の流れが滞っているタイプで、性格は几帳面、がんばり過ぎてオーバーワーク気味な方が多いです。

精神面では、気の焦りや不安感、体調面では、お腹や胸が張って苦しい、寝つきが悪い、ガスやげっぷが出やすい、喉が詰まるなどの症状が出やすいです。

ゆったりと深呼吸をして、のんびりぶらぶらと散歩をしたり、読書や音楽鑑賞などに親しんだり、リラックスできる時間を持つことが大事です。また、香りの良い食材を食べたり、アロマのにおいを嗅いだりすることもおすすめです。

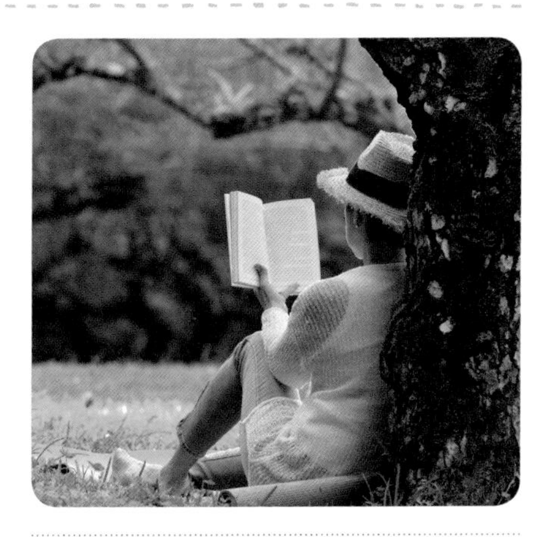

五月病（気滞タイプ）に
おすすめの漢方薬

「逍遙散（しょうようさん）」
→ お腹や胸が張って苦しく、生理前に症状が出やすい方に。

「半夏厚朴湯（はんげこうぼくとう）」
→ 緊張やストレスから、のどがつかえる方に。

春のお悩み④

生理不順・PMS

春は、生理が乱れがち
イライラせずにゆったりと

生理不順・PMS におすすめの漢方薬

「逍遙散（しょうようさん）」
→ 精神不安や憂うつ感を訴えるPMS（月経前症候群）の症状に。
「芎帰調血飲第一加減（きゅうきちょうけついんだいいちかげん）」
→ 血の巡りが悪く疲れやすい女性のさまざまな症状に。
「婦人宝（ふじんほう）」
→ 生理不順や生理痛など女性特有の症状に。

ストレスがホルモンバランスに影響

春は、新しいことが始まる季節でもありますが、自律神経に影響をもたらし、心と体のバランスを崩しがち。女性の方では、生理周期が乱れたり、生理前に心と体にさまざまな症状が現れるＰＭＳ（月経前症候群）のお悩みが多くなります。

漢方で春は「肝」が高ぶりやすく、気が乱れて滞りやすくなります。気が滞ると血にも影響が及び、血の巡りも悪くなってしまいます。気と血の巡りを良くし、体調を整えていくことが生理を整えることにつながります。

また、春は人の動きが大きくなりやすく、話し声や足音などが聴覚に敏感なＨＳＰにとっては耐え難い騒音となってしまいます。そのようなストレスがホルモンバランスを乱れさせて、生理周期の早まりや遅れ、生理前の情緒不安定など女性の不調の原因になります。乱れているなと感じたら、いつもよりも心と体を労わるようにしましょう。

セルフケア①

春は締め付けないゆったりした服装を

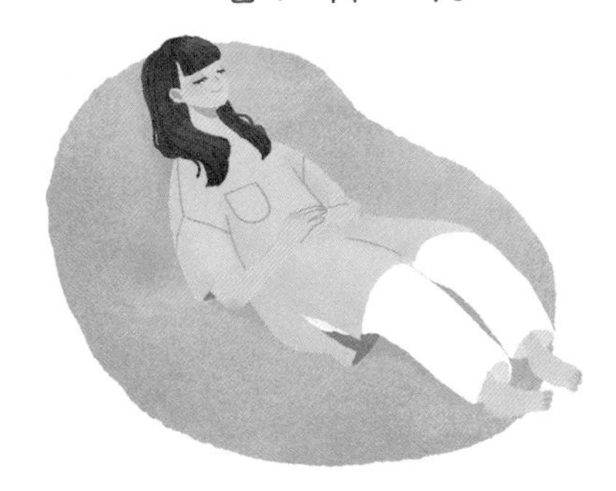

春は、木が成長して枝が伸びていくように、体ものびのびとさせるのがポイントです。締め付ける服は、気持ちがイライラしやすく、血の巡りも悪くなり、生理痛や頭痛などを引き起こしてしまうこともあります。春の服装は、サイズに余裕があるゆったりとしたものがおすすめです。髪もきつくしばらないようにしましょう。

セルフケア②

「血」を増やす赤い食べ物と黒い食べ物

ホルモンバランスを整えるには「血」が欠かせません。漢方では、血を補うには赤い食べ物や黒い食べ物が良いと言われています。赤い食べ物は、鶏モモ肉、牛肉、鮭、マグロ、カツオ、にんじんなど。黒い食べ物は、黒豆、黒ごま、黒米、黒きくらげなどです。

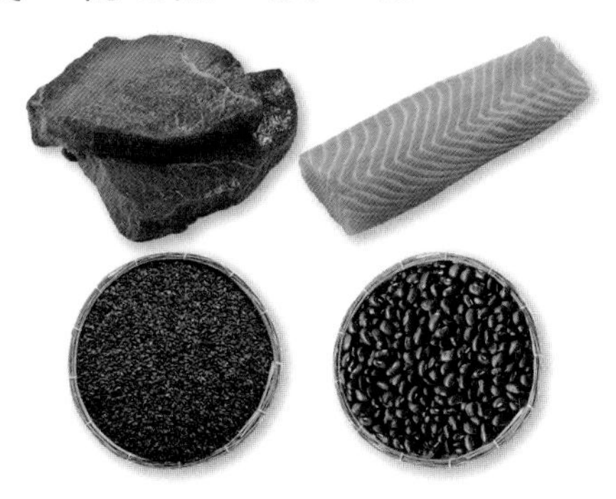

セルフケア③

生理不順やPMSにおすすめの「太衝（たいしょう）」のツボ

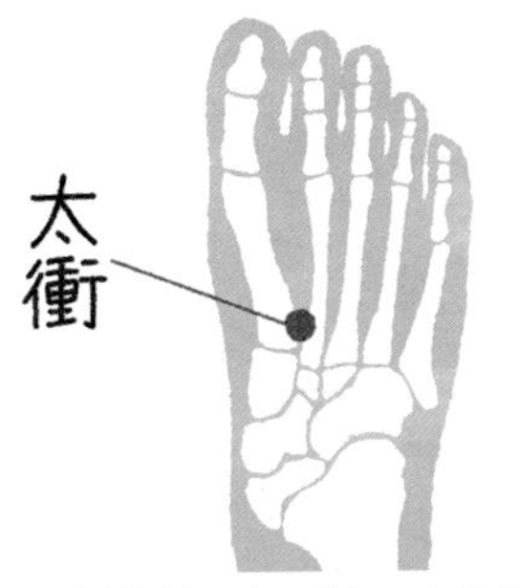

太衝（たいしょう）：足の甲にある
親指と人差し指の骨の間のくぼみ

生理不順やPMSは、「肝」の働きを良くすることが大事です。肝の調子を整えておくことで、体の気血の流れが良くなり、精神的にも落ち着いていきます。肝経にある「太衝」のツボは、自律神経を整えてくれて、婦人科系の症状にも効果があるツボです。痛気持ちいいと感じるくらいの強さで押しましょう。

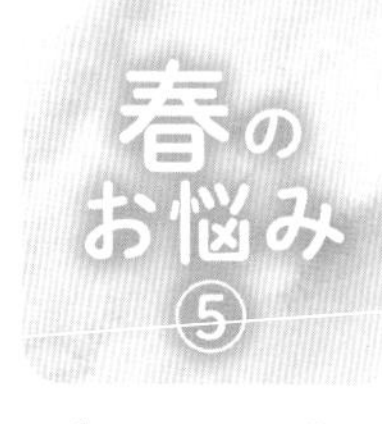

寝過ぎる

いつも眠くて仕方ないなら、食べ物から「気＝エネルギー」を補おう

寝過ぎる におすすめの漢方薬

「香砂六君子湯（こうしゃりっくんしとう）」
→ 胃腸の調子が悪く、食べるとすぐに眠くなる方に。
「補中益気湯（ほちゅうえっきとう）」
→ 疲れやすく、食欲がない方に。

胃腸の働きが悪く、体のエネルギーが作られないのが原因

春眠暁を覚えず。春の朝は心地よくてうつらうつらしてしまいますね。ただ、朝だけでなく、一日中ウトウトして寝過ぎてしまうのはちょっと困りものです。

漢方では寝過ぎてしまうことを「嗜眠（しみん）」といいます。そのような方は、胃腸の働きが悪く、体のエネルギーとなる気や血を上手く作られないのが原因と考えられています。「脾気虚（ひききょ）」といって、食べた後にすぐに眠たくなるのもこのタイプです。

HSPは生まれつき胃腸の働きが良くない方が多いので「嗜眠」になりやすく、多くの「気」を消耗してしまうために、たっぷりと睡眠時間が必要な方もいます。朝、目覚めた時に熟睡感があって、日中も眠気やだるさがないなら、睡眠時間の多い少ないは気にしなくて大丈夫ですが、一日中眠くて仕方ないのは健康に悪いので改善していきましょう。

セルフケア ①

朝食は抜かずに「気」を補う食べ物を

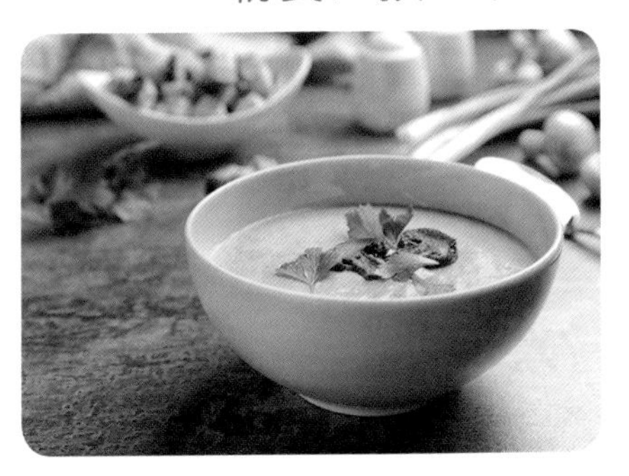

朝食は一日のエネルギーの源なので、できるなら抜かずに食べましょう。寝過ぎる方は「気」が足りていないので、やまいも、かぼちゃ、キャベツ、きのこ、鶏肉など「気」を補う食べ物を、スープや煮物など温かくして調理するのがポイントです。冷たいもの、生もの、油っこいものは、胃腸の働きを悪くするので避けましょう。

セルフケア ②

自然の眠気覚まし「緑茶」

緑茶はその昔「目覚まし草」と呼ばれ、修行僧たちはお茶を飲んで眠気と戦っていたそうです。今は、眠気覚ましにエナジードリンクもありますが、糖分が多く含まれるので緑茶の方が健康にも良くおすすめです。ただ、カフェインに敏感な方は、緑茶よりもペパーミントティーなどノンカフェインのお茶の方が良いでしょう。

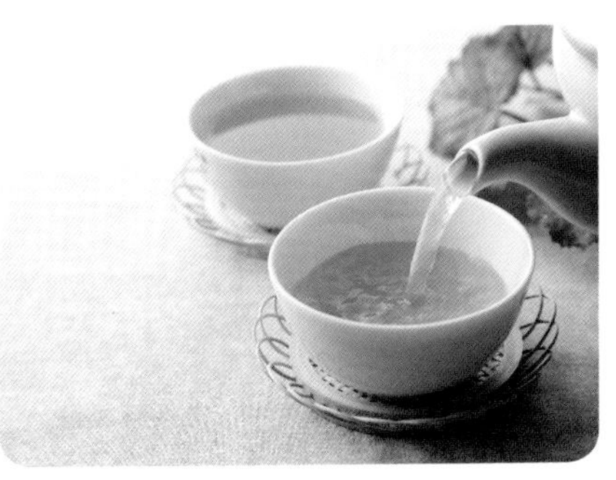

セルフケア ③

うとうとしそうになった時に「合谷（ごうこく）」のツボ

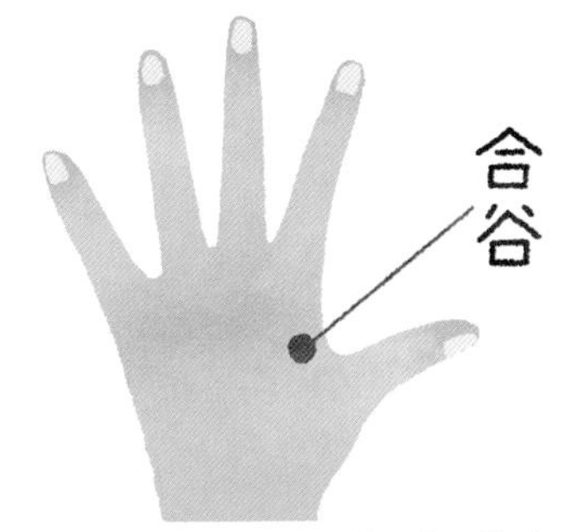

合谷（ごうこく）：親指と人差し指の骨が交わる部分のくぼみ

仕事中や勉強をしている最中、眠たくなった時に覚えておくとよいツボ「合谷」です。手の甲にあるので、ついうとうとしてしまいそうになったら、反対側の親指と人差し指で挟むようにして押しましょう。「合谷」は、肩こりや頭痛などの痛み全般と気の巡りを改善する「万能のツボ」なので覚えておくと便利です。

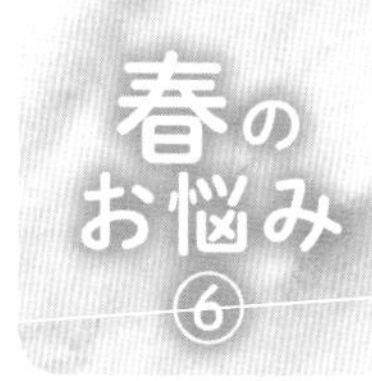

お腹の張り

お腹の張りは、ストレスを解消し胃腸の働きを良くするのがカギ

お腹の張り におすすめの漢方薬

「香砂六君子湯（こうしゃりっくんしとう）」
→ 少し食べただけでも、すぐにお腹がいっぱいになる方に。
「柴芍六君子湯（さいしゃくりっくんしとう）」
→ ストレスに弱く、イライラするとみぞおちがつかえる方に。
「逍遙散（しょうようさん）」
→ ストレスからくる便秘や、生理前のお腹や胸の張りに。

緊張や不安、ストレスもお腹が張る原因

春は、新しい環境への緊張感から無意識に空気をたくさん呑み込んでしまい、お腹が張ってしまう方がいます。ストレスと胃腸の働きには密接な関係があり、緊張や不安、イライラなどのストレスは、お腹が張ってガスが出る原因にもなります。

漢方で「気」は本来、体のすみずみを巡っているのが良い状態ですが、ストレスなどで気がうまく流れないと、胃腸の働きが低下し、ガスの排泄がうまくいかなくなり、お腹がパンパンに張ったり、逆にガスが出て止まらないことがあります。

ＨＳＰには、元々胃腸の働きが良くなくてガスがたまりやすい方もいますが、おならやゲップなどを我慢して、抑えようとしてそれが余計にストレスになり、また空気を呑み込む……という悪循環からお腹の張りの症状が出ている方もいます。おならを我慢するよりもお腹の調子を良くしていくことが大事です。

セルフケア ①

朝起きたら冷たい飲み物ではなく白湯を

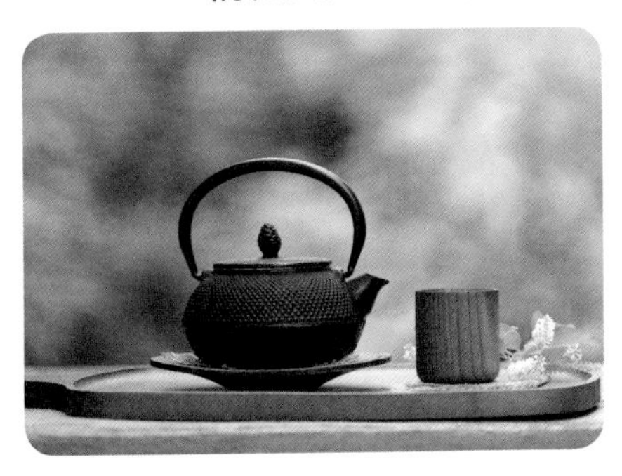

朝起きて一番に冷たい飲み物を飲んでいるなら、それがお腹の張りの原因になっているかもしれません。朝、起きたら「白湯」を飲むのがおすすめです。白湯は、一度水を沸騰させて50度くらいにぬるくしたもの。白湯を飲むことでお腹を温められ、腸の動きが活発になり、お腹の張りも少しずつ改善されていきますよ。

セルフケア ②

ヨガの「ガス抜きのポーズ」を日課に

ヨガのポーズのひとつに、その名もずばり「ガス抜きのポーズ」というものがあります。仰向けに寝て両膝を抱え、深くゆっくりと呼吸を続けるという簡単なポーズです。余分なガスを排出して腸内環境を整えてくれて、便秘にも効果的です。お布団やベッドの上でもできるので、朝起きた時や寝る前の日課にしてみましょう。

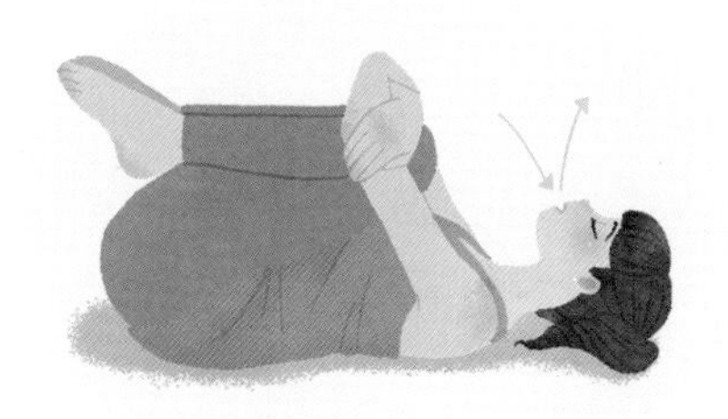

セルフケア ③

なるべくおならを我慢しないように

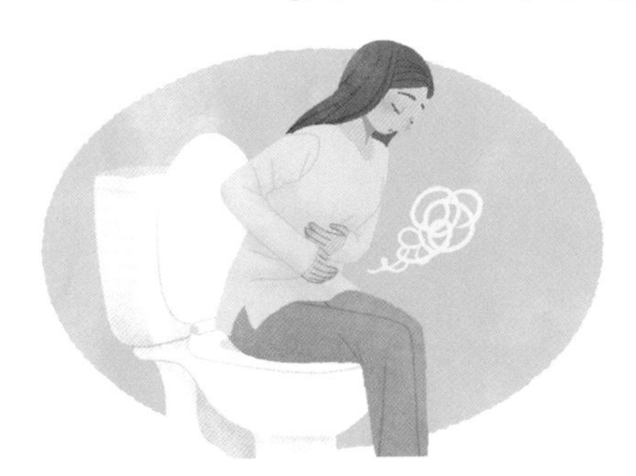

ことわざに「屁一つは薬千服に向かう」があります。おならをすることは、薬を千服分飲むよりも効果があるという意味です。逆に、おならをためこむのは健康に良くないので、なるべくなら我慢しないようにしましょう。おならを減らすには、早食いをやめてよく噛む、炭酸飲料を減らすなど飲み込む空気の量を抑えることです。

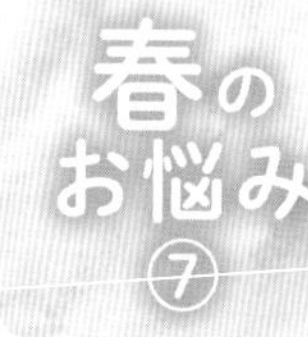

めまい

疲労やストレスをためないことがめまいの予防につながります

めまい におすすめの漢方薬

「抑肝散加陳皮半夏(よくかんさんかちんぴはんげ)」
→ イライラしてストレスの発散ができない方のめまいに。
「帰脾湯(きひとう)」
→ 不眠や精神不安を伴うめまいに。
「婦人宝(ふじんほう)」
→ 顔色が白く、冷えや生理不順などを伴うめまいに。

春のめまいは、ストレス過多や「血」の不足

春は、今までの環境が変わりやすく、ストレスがたまりやすい季節です。ストレスがたまると「肝」がオーバーヒートを起こして熱が上へと昇っていきます。体内の熱を冷ましてくれる「血」が十分に足りていると大丈夫なのですが、「血」が不足している方やストレスの多い方は熱を冷ますことができず、めまいになりやすくなります。

イメージ的には、やかんの水が「血」、火が「ストレス」です。やかんに水が十分に入っているとなかなか沸騰しませんが、水の量が少なかったり火の勢いが強いとすぐに沸騰してしまいます。HSPはもともと「血」が足りない方やストレスを受けやすい方が多いので、春は特にめまいが起こりやすくなります。ストレス以外にも、疲労や睡眠不足、目の使い過ぎなども「血」を多く消耗しますので、毎日の養生が大事です。

セルフケア ①

「足湯」で自律神経を整えよう

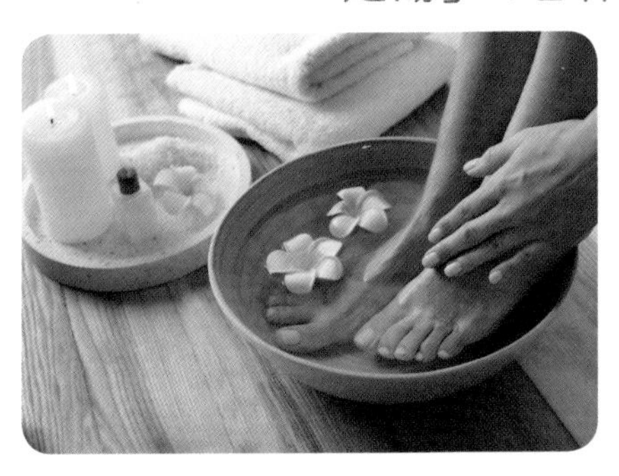

足湯は自律神経を整えてリラックス効果もあるので、ストレスからくるめまいにおすすめ。最適な温度は40℃位と言われますが、敏感なHSPの方には熱く感じるかもしれません。お湯に足を入れた時にホッとするくらいの温度がよいでしょう。足首の上までつかるくらいにお湯を張り、15分から20分程度入りましょう。

セルフケア ②

日ごろから耳のマッサージを

頭部の血の巡りが悪くなると、めまいが起こりやすくなります。耳の血の巡りを良くすると、めまいの防止につながります。耳の縁を揉んだり、耳を優しく引っ張ったり、ゆっくりくるくる回したりして、耳のマッサージをしてみましょう。めまいをしやすい方は日ごろから耳の周りの血流を良くしておくのがおすすめです。

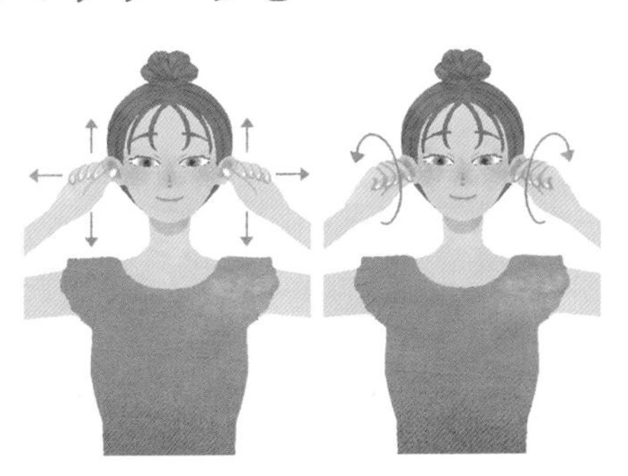

セルフケア ③

活動モードと休息モードの切り替えを

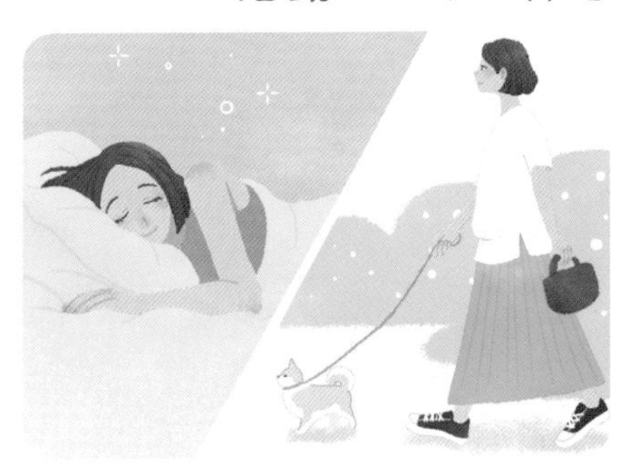

めまいを心配して寝込みがちになると、かえって悪化する場合があります。また、目的もなくスマホやテレビばかりを見ている生活も、めまいが起こる原因のひとつ。活動モードと休息モードをきちんと切り替えることが大事です。体が動ける時は散歩に出るなどして、メリハリのある生活を送りましょう。

春のお悩み⑧

動悸・手汗

人前でドキドキ・手に汗にぎる時は、緊張していることを受け入れよう

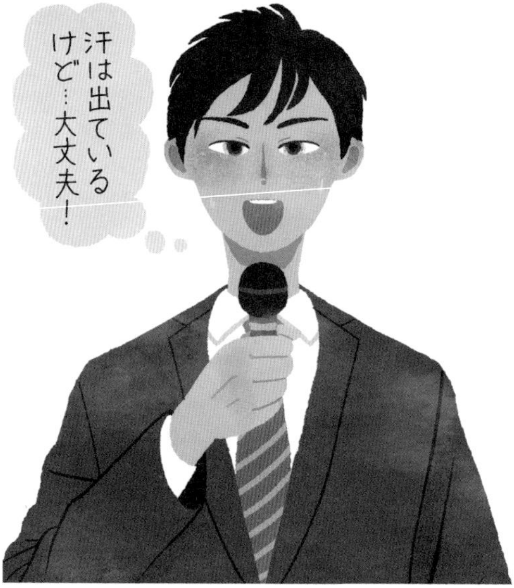

汗は出ているけど…大丈夫！

動悸・手汗 におすすめの漢方薬

「定悸飲（ていきいん）」
→ 動悸が目立って苦しく、不安感が強い方に。
「抑肝散加陳皮半夏（よくかんさんかちんぴはんげ）」
→ 緊張やストレスから神経が高ぶり、汗が気になる方に。
「苓桂甘棗湯（りょうけいかんそうとう）」
→ 人前に立つと緊張でドキドキしやすい方に。

「気」の逆行から起こる、動悸や手汗

春は出会いの季節で、自己紹介をする機会も多くなります。人前に出て話すことは、誰でも多少は緊張することではありますが、強い不安感に襲われ、激しい動悸がしたり、手にたくさん汗をかいたりなど、その反応がはなはだしい場合はとてもつらいですね。

漢方では、緊張から激しい動悸やたくさんの手汗をかくことは、通常は上から下へ流れていく「気」が逆行してしまう「気逆」によって起こると考えられています。

また、HSPの特徴として、人に見られていると必要以上に緊張して実力を発揮できなくなることがあります。過去にそのような場面でパニックになってしまった方は「また、あのようなことが起こるのではないか」と不安になってしまいます。平常心を保つことは難しくても、緊張していることを否定せずに受け入れられるようになれば、少しずつ動悸や手汗も引いてきます。

セルフケア ①

緊張していることを無理に抑えない

「ドキドキしている」「汗が出ている」というありのままの事実だけに着目し、否定しないで体の反応を受け入れましょう。

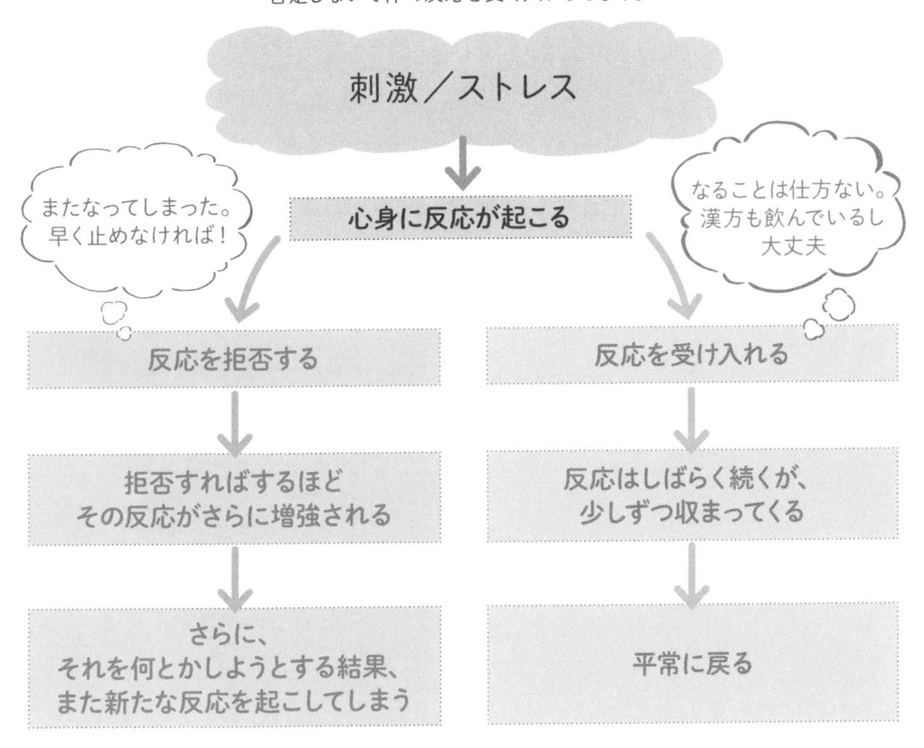

セルフケア ②

高ぶった神経を静める「労宮（ろうきゅう）」のツボ

緊張している時は五臓の「心」の働きが上手くいっていないので、「心」とつながっている「労宮」というツボがおすすめです。自律神経を整えてくれて、高ぶった神経を静め、緊張を緩める効果があります。自己紹介だけではなく、面接や試験、会議やプレゼンの前に緊張し過ぎる方は、押すと良いでしょう。

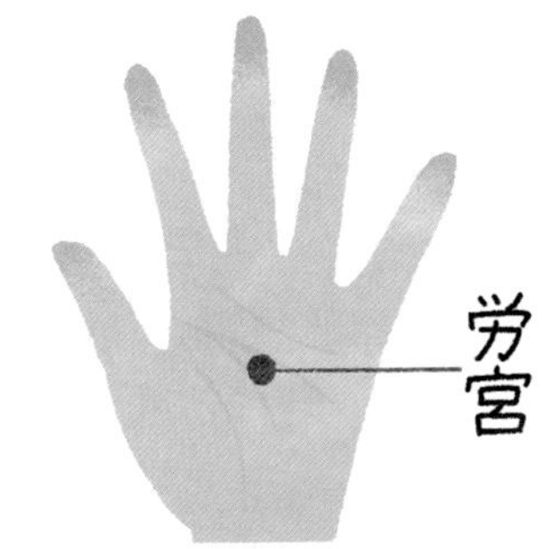

労宮（ろうきゅう）：手のひらの真ん中のくぼんだところ。

のどの違和感

のどのつまりや異物感がある時は、深呼吸やツボを押して気を巡らせよう

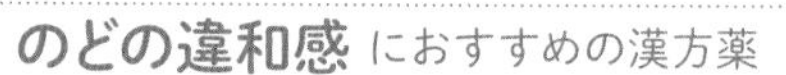

のどの違和感 におすすめの漢方薬

「半夏厚朴湯（はんげこうぼくとう）」
→ ストレスからのどのつまりや違和感を感じる方に。
「柴芍六君子湯（さいしゃくりっくんしとう）」
→ みぞおちのあたりがつかえて胃腸トラブルが出る方に。

まじめで我慢してしまう人がなりやすい

春は、新しい生活が始まる人が多く、それに向けて意欲的な気持ちになる一方で、生活が一変して戸惑い、ストレスをためてしまいがち。その状態が続くと「のどがつまって息苦しい」「のどに異物感がある」などのどに症状が出る方がいます。漢方では「のどにある梅干しの種の大きさの気の固まり」からこのような症状を「梅核気（ばいかくき）」と呼び、ストレスが原因で気と水の巡りが滞り、のどに異物感を感じるようになると考えられています。

HSPの方が問診で「よく咳が出ます」と言われますが、詳しく伺うと何かがのどにつかえて咳払いしても吐き出せない「梅核気」のケースがあります。「梅核気」は、ストレスを発散するのが苦手な方、まじめで完璧主義な方、何事も我慢してしまう方がなりやすいと言われています。ストレスの原因を探り、滞った気の流れを良くしていくことが大切です。

セルフケア ①

深呼吸を日課にしよう

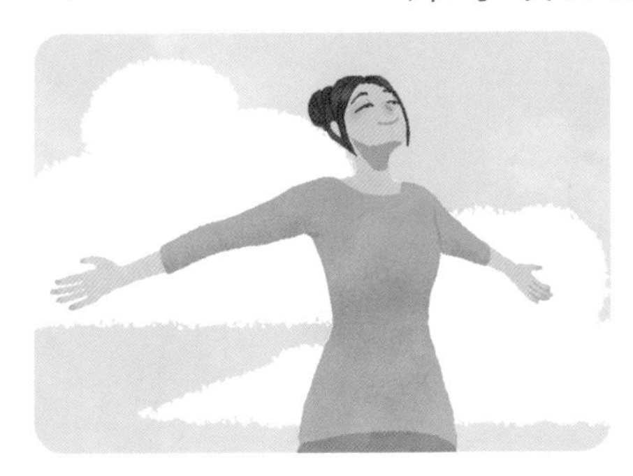

ストレスを感じると「息がつまる」と言いますが、のどのつまりを感じている方は緊張や不安から、速く浅い呼吸になっています。逆に、ゆっくりと深い呼吸をすることができれば、気持ちも落ち着いてきます。気の巡りを良くするために深呼吸を日課にしましょう。吸う息よりも吐く息を長く呼吸するのがポイントです。

セルフケア ②

言いたいことを我慢していませんか

漢方では、心と体はつながっていて、心の不調が体の症状に表れると考えます。のどのつまりは、言いたいことをずっと言えずに我慢してきたことの表れかも。今までを振り返って、ずっと我慢してきたことはないでしょうか。もしも、思い当たることがあるなら、これを機会に吐き出してみるとスッとするかもしれませんよ。

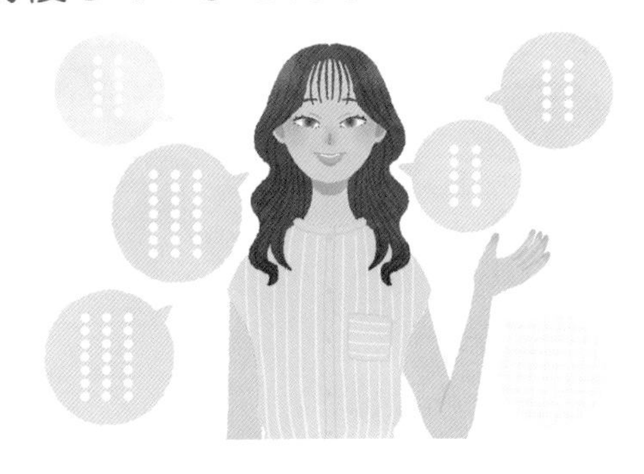

セルフケア ③

気持ちを落ち着かせる「膻中（だんちゅう）」のツボ

膻中（だんちゅう）：体の中心線と左右の乳頭を結んだところ。

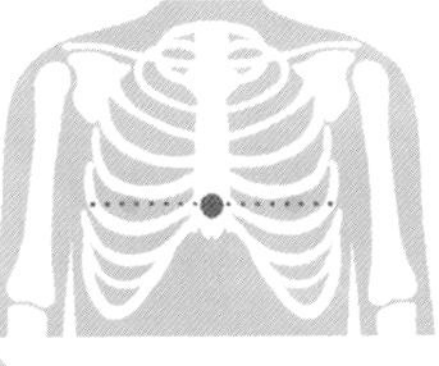

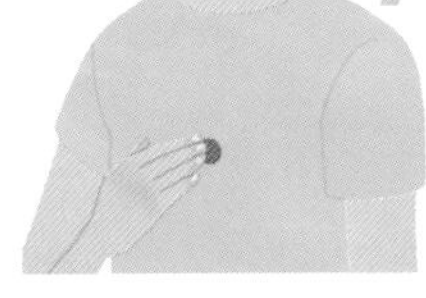

・押し方
のど元に向かって軽く押し上げるように押す。

のどのつまりを感じ異物感がある方は、気が滞っているので胸の真ん中にある膻中のツボを押すと痛く感じる方もいます。ストレスを解消し、落ち着かせてくれるツボなので、膻中のあたりを優しくさすりましょう。深呼吸をして吐く時に、ふーっとモヤモヤした気を外に全部出してしまうイメージで押すと効果的です。

ニキビ

お肌のお手入れだけではなく、日ごろ食べているものを見直そう

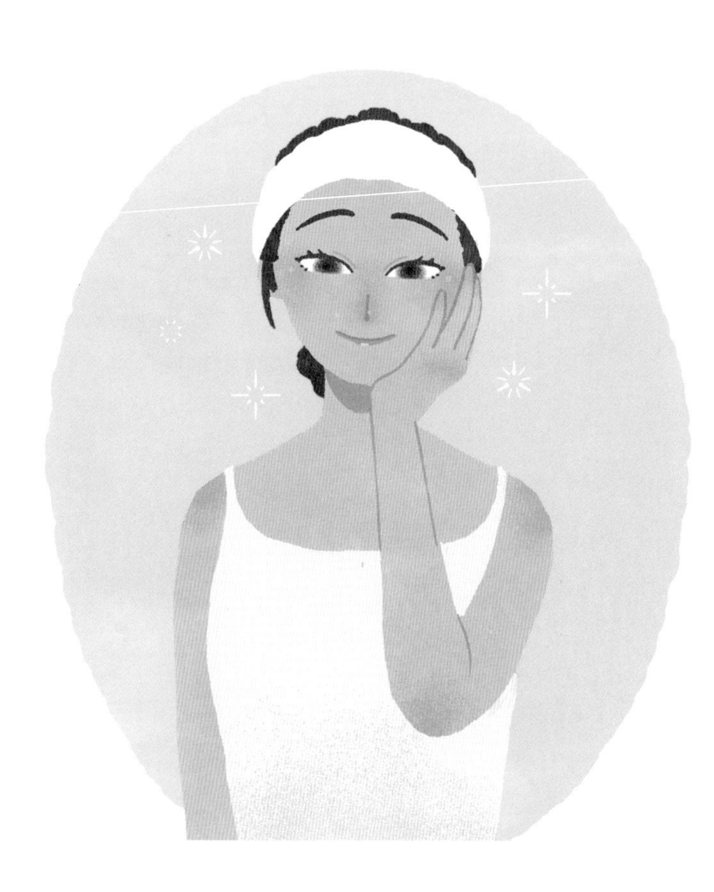

白・赤・紫、あなたのニキビはどれ？

昔から春は「木の芽どき」といわれ、木々が新芽を吹くころで、人間も体内でホルモンの代謝が活発になり、ニキビなど肌トラブルが出やすい季節でもあります。春先は乾燥していたり、暖かくなってきてだんだんと紫外線が強くなったり、環境の変化によるストレスを受けたりといったことが原因で、普段はニキビができにくい人も春はお肌が揺らぎやすいです。

漢方でニキビは、気や血が不足している「白ニキビ」、体内に熱がこもった「赤ニキビ」、血の巡りが悪い「紫ニキビ」のタイプがあると考えられています。

HSPは、気虚タイプの方が多いため、白いニキビができやすい傾向にありますが、春は体に熱がこもったり、血が滞ったりしやすく、赤や紫のニキビもできやすくなります。ニキビの予防には、お肌のお手入れだけではなく食生活の改善がポイントです。

セルフケア ①

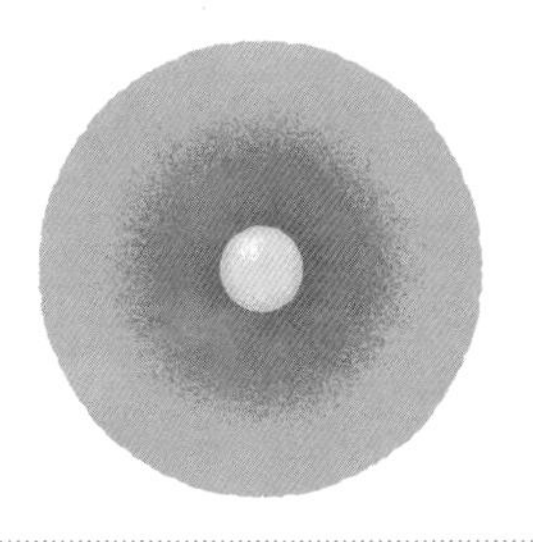

白ニキビ におすすめの漢方薬

「参苓白朮散（じんりょうびゃくじゅつさん）」
→ 水の代謝が悪く、食べると下痢をする方に。

白ニキビタイプ

白くて盛り上がりがなく、口の周りにできやすいです。疲れやすい、顔色が悪い、食欲がない、お腹の調子が良くない方によく見られます。お腹の調子の悪さは、お肌の調子にも表れます。胃腸の負担を軽くして食べ物の消化吸収を良くするために、穀類やいも類、豆類など気を補う食べ物を意識して摂りましょう。

セルフケア ②

赤ニキビタイプ

赤く盛り上がっていて、口の周りや鼻によくできます。食生活の乱れやストレスが原因のことが多く、ほてりやのぼせも伴うことがあります。香辛料の効いたものや味が濃く脂っこい料理をよく食べていませんか。そういった料理は、体内に熱をこもらせ、ますますニキビを悪化させてしまいますので控えましょう。

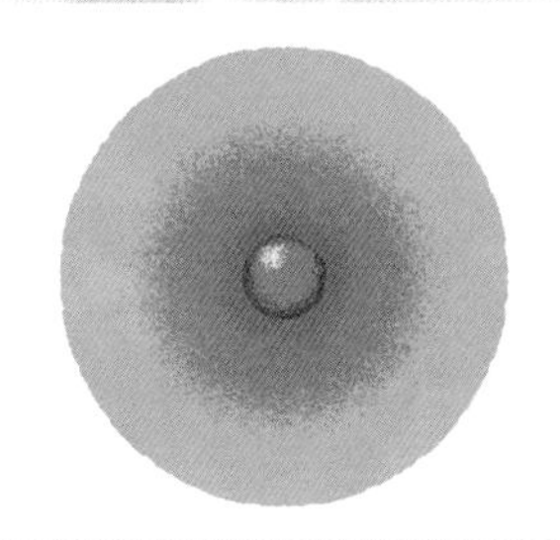

赤ニキビ におすすめの漢方薬

「温清飲（うんせいいん）」
→ 肌の色ツヤが悪く、手足の裏がほてる方に。

セルフケア ③

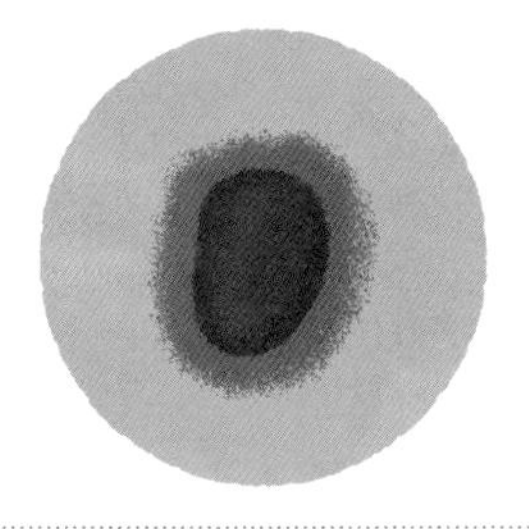

紫ニキビ におすすめの漢方薬

「芎帰調血飲第一加減（きゅうきちょうけついんだいいちかげん）」
→ 血の巡りが悪く、疲れやすい方に。

紫ニキビタイプ

紫がかっていて芯があるようで、ほおやあご、背中にできやすいです。頭痛、肩こり、生理痛、経血にはレバーのような塊が見られるなどの特徴があります。甘いものばかり食べていたり、体が冷えていたりしませんか。甘いものの食べ過ぎや体の冷えは、血が滞ってニキビのもとになりますので気を付けましょう。

Column 02

漢方薬を飲んでいるのに良くならないのはなぜ？

お客さまの中には、セカンドオピニオンを求めて当店にお越しになる方もいらっしゃいます。「長い間、漢方薬を飲んでいるがなかなか良くならない」「漢方薬を飲んでから悪化している気がする」などの理由が多いです。お話をお聴きしていると、詳しい問診がなく症状を聞かれただけだったり、見た目の体格だけで診断されたりしていて、体質と真逆の働きをする漢方薬を出されていることがよくあります。

例えば、血が足らない「血虚」の方が多いHSPの場合、余分な血を出す『桂枝茯苓丸』は強過ぎて、さらに「血虚」が進んでしまい体調が悪くなることがあります。また、生理前のイライラなどによく処方される『加味逍遙散』は熱を冷ます生薬が入っているため、冷え症の方はさらに悪化することもあります。HSPは冷える体質の方が多いので、そのような方には体を冷やさない『逍遙散』の方が向いています。

漢方の診断はじっくりと時間をかけるのが大事なのですが、残念ながら病院などでは短時間の診察になってしまうため、きちんと問診できないこともあります。今、飲んでいる漢方薬で長い間体調が改善されていない場合は、体質に合っていない可能性がありますので、もう一度きちんと漢方の専門家に体質を診てもらうことをおすすめします。

Part 3
梅雨

街のそこかしこで色とりどりのあじさいの花がきれいに咲いていて、目を楽しませてくれる梅雨。雨の日は心が沈んだり、憂うつになったりすることも多いですが、雨の音は人の心を落ち着かせてくれる効果があります。外は雨だからと言って運動をしない生活を送っていると、脾（胃腸）の力は弱くなってしまいます。雨で外へ出られなくても、ストレッチやヨガなどお家でできる運動で、体を動かすことを心がけましょう。

梅雨のお悩み①

気象病

梅雨に体調が崩れやすい人は「自律神経」を整えて予防しよう

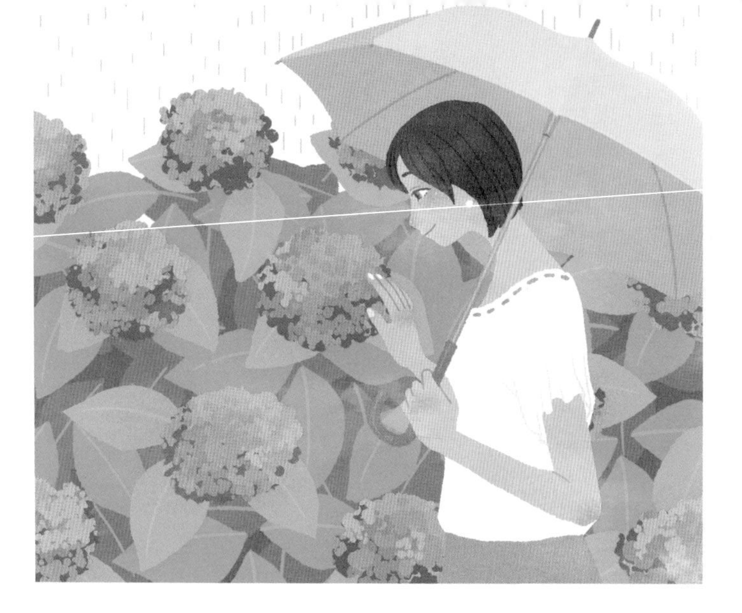

気象病 におすすめの漢方薬

「香砂六君子湯（こうしゃりっくんしとう）」
→ 胃腸の働きが悪く、気分が塞がるなどの精神症状もある方に。
「苓桂朮甘湯（りょうけいじゅつかんとう）」
→ 気圧の変化により悪化し、めまいや頭痛が起こりやすい方に。
「五苓散（ごれいさん）」
→ 体内の水分代謝が悪く、吐き気やむくみなどが起こりやすい方に。

気温や気圧の変化に敏感な人がなりやすい

近年では、寒暖差や気圧の変化によって、頭痛、めまい、食欲不振、気分の落ち込み、肩こり、吐き気など、さまざまな不調が現れることを「気象病」と言うようになりました。梅雨の季節は、梅雨前線が活発で気圧が低下しやすく、梅雨冷えと蒸し暑さで気温変化も大きくなり気象病になりやすいのです。

漢方では、梅雨の季節は体内に水分がたまりやすくなり、「脾（胃腸）」の働きが弱くなるため気象病になりやすいと考えます。胃腸の働きが低下すると、水の巡りも悪くなり、心や体が疲れやすくなる状況になります。

空を見て雨が近づいてきていることを感じたり、気圧の変化をいち早く察知できるのがHSPの特徴ですが、その分自律神経も乱れやすいです。呼吸法や入浴で自律神経を整えて、梅雨の季節も健やかに過ごしていきましょう。

セルフケア ①

「片鼻呼吸」で自律神経を整えよう

気象病は、天候によって自律神経が乱れることが原因と言われています。ヨガの「片鼻呼吸」を行うと、片方の鼻の穴から交互にゆっくりと呼吸することで、交感神経と副交感神経の両方の自律神経や陰陽のバランスが整い、高いリラックス効果が得られます。

<やり方>

①まず右の親指で右の鼻の穴をおさえます。左の鼻から軽く息を吐いた後、左の鼻からゆっくりと4つ数えて息を大きく吸います。

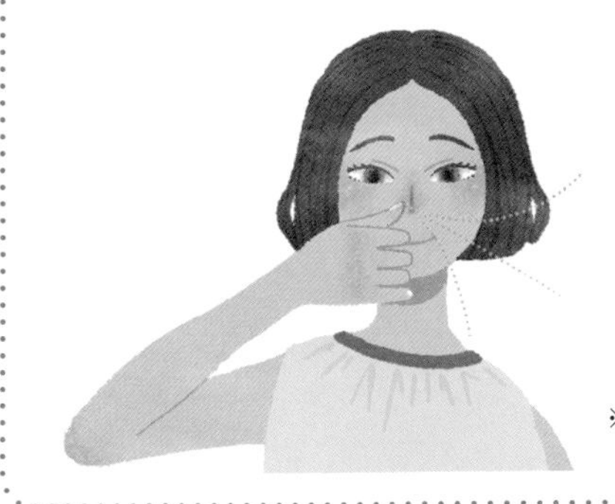

②吸い終わったら、親指はそのままで、薬指と小指で左の鼻の穴を押さえて、ゆっくりと4つ数えて息を止めます（苦しくなるほど息を止めないように）。

③親指を離して右の鼻から息を8つ数えて少しずつゆっくりと吐きます。

④息を吐ききったら、同じくそのまま右の鼻から4つ数えて息を大きく吸います。

⑤2と同じように両方の鼻の穴をおさえて息を止めて4つ数えます。

⑥薬指と小指を離して、左の鼻から息を8つ数えて少しずつゆっくりと吐きます。

※①～⑥を繰り返す

※秒数は目安ですので、息が苦しい場合は短く、楽な場合は長く延ばしていただいても構いません。

セルフケア ②

「手浴」で体を温めて予防しよう

「梅雨冷え」というように、梅雨は雨が続いたり急に気温が下がったり体が冷えやすい時期でもあります。体が冷えると気象病の症状が重くなることがありますので、手浴で体を温めて予防しましょう。

<やり方>

①大きめの洗面器または洗面台にお湯（40～42℃）を張る。

②15分ほど手首までしっかり温める。

※好きなアロマの精油を1、2滴たらしてみるのもおすすめです。

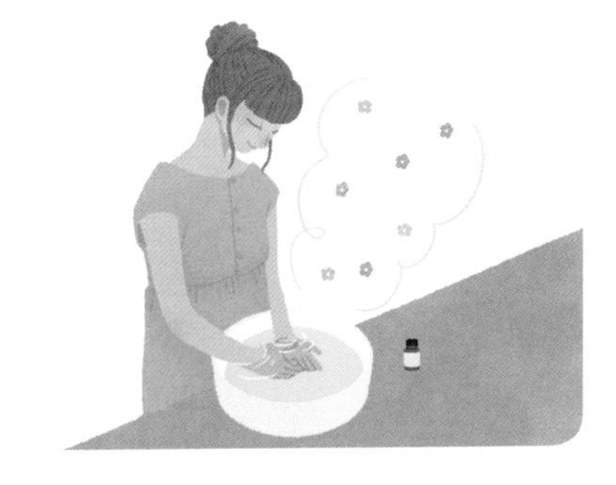

梅雨のお悩み②

頭痛

毎日同じ時間に起きて寝ることが頭痛にとって何よりの薬

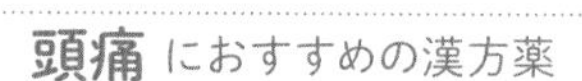

頭痛 におすすめの漢方薬

「苓桂朮甘湯（りょうけいじゅつかんとう）」
→ 気圧の変化により悪化し、めまいを伴うような頭痛に。
「補中益気湯（ほちゅうえっきとう）」
→ 人混みに出かけた時など、疲れにより悪化する頭痛に。
「清上蠲痛湯（せいじょうけんつうとう）」
→ 目がチカチカする、目の周囲から奥が痛む頭痛に。

余分な水分が頭部の方へいくと頭痛に

「頭痛がひどくなるから梅雨時が一番苦手」という方がいます。梅雨の季節に起こる頭痛は「湿邪（しつじゃ）」の影響が大きいです。梅雨時など湿度の高い時期に、余分な水分や老廃物がたまることで起こる心身の不調の多くは「湿邪」が絡んでいます。余分な水分は体のあちこちにたまりやすくなり、それが頭部の方へいくと頭痛の原因になります。

さらに、梅雨時は気温が高くなり冷たいものや生ものなどの食べ過ぎや冷房で体が冷やされると、水の巡りが悪くなり頭痛になりやすくなります。

HSPは、検査をしても明らかな異常が見られない、いわゆる「頭痛持ちの頭痛」を抱えやすい傾向にあります。その中でも、普段から乗り物酔いしやすく、寒暖差に弱い方などは梅雨時に頭痛がひどくなりやすいです。養生に取り組みながら、頭痛と上手につき合っていきましょう。

セルフケア①

急がない用事は、晴れて体調の良い時に

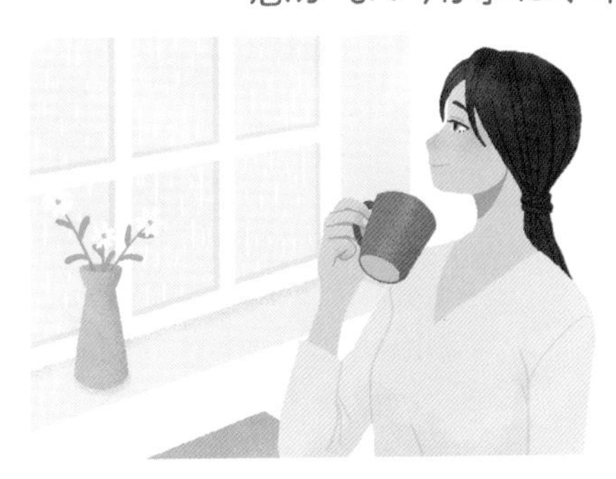

雨の日のお出かけは、どうしても気分が下がってしまいがち。HSPにとって特に人混みは「気」の消耗を招き、頭痛を悪化させることにつながります。また、頭痛は体調がすぐれない時になりやすいので、急がない用事は晴れて体調の良い時に回して、体調がすぐれない雨の日は無理に動かずに休養にあてましょう。

セルフケア②

平日と休日の睡眠時間の差は2時間に

頭痛の予防には「毎日同じ時間に起きて、同じ時間に寝ること」が何よりの薬だといわれています。夜型の生活や週末の寝だめが続いてしまうと、慢性的な時差ボケの状態になり、頭痛がひどくなりやすいので要注意です。生活リズムを崩さないためにも、平日と休日の睡眠時間の差は2時間以内にとどめましょう。

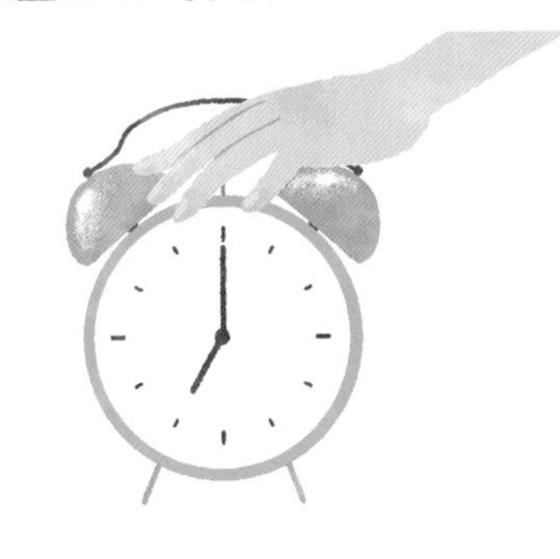

セルフケア③

片頭痛の予防にもおすすめ「手三里（てさんり）」

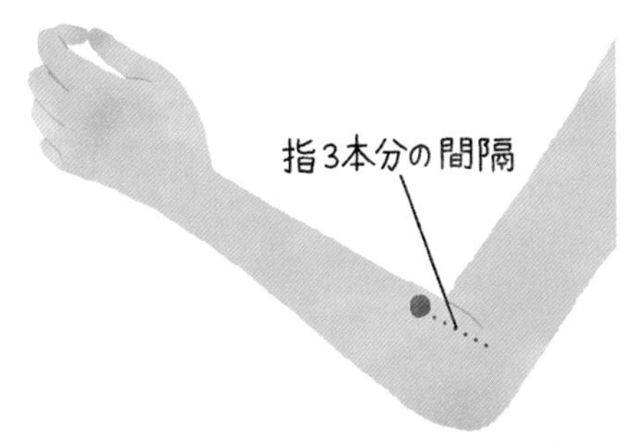

手三里（てさんり）：ひじを曲げた時にできるしわから指３本分下。

梅雨前線などの気圧の変化により頭痛がひどくなる方は、片頭痛の可能性があります。片頭痛におすすめのツボは「手三里」で、腕から頭にかけて「気」の通りを良くし、歯痛にも効果があります。天気予報や気圧予報のアプリを見て雨が降る前（気圧が下がりそうな時）から押しておくと、頭痛の予防になりますよ。

梅雨のお悩み③

食欲不振

食欲がない時は、無理に食べずに体の声を聴いてあげよう

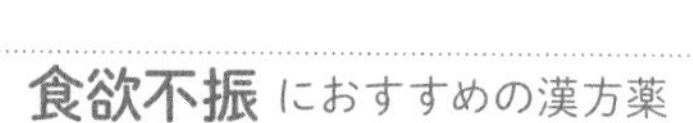

食欲不振 におすすめの漢方薬

「香砂六君子湯（こうしゃりっくんしとう）」
→ 食欲がなく、食べるとみぞおちがつかえて苦しい方に。

「参苓白朮散（じんりょうびゃくじゅつさん）」
→ 食欲がなく、食べると下痢をしてしまう方に。

「補中益気湯（ほちゅうえっきとう）」
→ 食欲がなく、体がだるくて疲れやすい方に。

体の中にも「湿」がたまると食欲不振に

春は食欲があったのに、梅雨が近づいてきて湿度が高くなるとだんだんと食欲が落ちてくる方がいます。漢方では、梅雨の時期に多い体調不良には「湿邪（しつじゃ）」が大きく関わっていると考えます。雨に濡れたり、体の水はけが悪かったり、汗をかきにくかったりすると体にも「湿」がたまりやすくなります。「湿」がたまると、食べ物の消化吸収が悪くなり、栄養の運搬や水分代謝も滞るので、食欲がわかなくなります。

HSPは、もともと胃腸の働きが弱く「湿邪」におかされやすい「痰湿」タイプの方が多く見られます。痰湿タイプの方が梅雨の時期に春と同じものを食べようとしても、食べたいと思えなかったり、食べてもおいしく感じなかったりすることがあります。食欲がわかないのは胃腸が弱っている証拠なので、無理に食べないで体の声を聴いて休ませてあげましょう。

セルフケア ①

消化が良く温かい食べ物を少しずつ

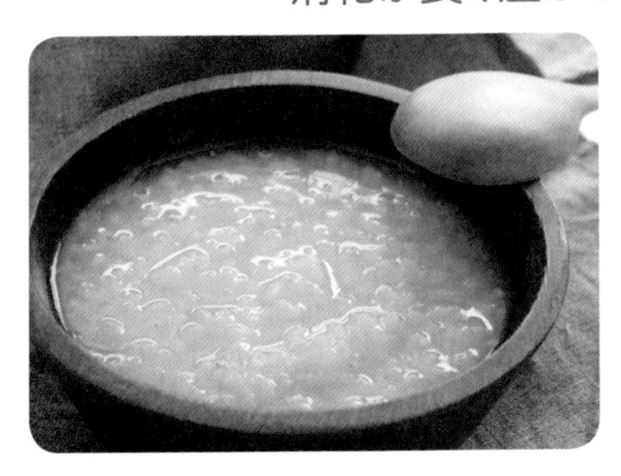

食欲がない時は、心身が疲れていることが多いです。無理をして食べると、胃腸に負担をかけてしまい消化不良に。そういう時は「3食食べる」という決まりは捨てて、まずはしっかり休んで胃腸の回復にあてましょう。少し食欲がわいてきたら、おかゆや豆腐、白身魚など消化の良いものを温かくして食べていきましょう。

セルフケア ②

食欲を増すしそを常備しよう

しそ特有の爽やかな香りには食欲を増す効果があります。また、しそには防腐作用があるので、食中毒を起こしやすい梅雨の季節に最適です。ただし、香り成分は飛びやすいので、生で食べるのがおすすめ。少量の水を注いだビンに、葉が水につからないようにしそを立て、ラップをして冷蔵庫で保存すると長持ちしますよ。

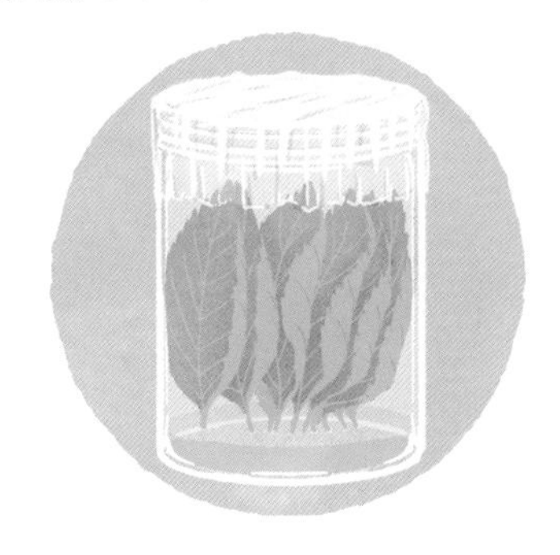

セルフケア ③

朝起きたら「中脘(ちゅうかん)」のツボを押そう

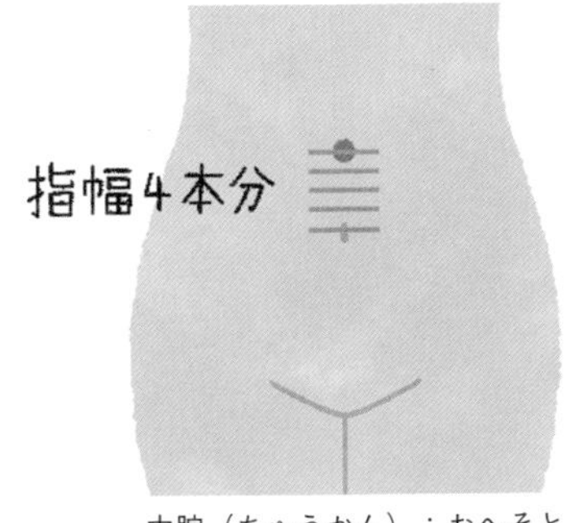

中脘（ちゅうかん）：おへそとみぞおちの真ん中あたり。

食欲がない時は、朝起きたら布団の中でお腹のマッサージをしてみましょう。ちょうど胃のあたりに「中脘」というツボがあります。ゆっくりと力を抜いて、呼吸に合わせて吐く時に押してみましょう。梅雨時のむくみや体の重だるさにもよいツボです。時間のある時は、「中脘」にお灸をすえるのもおすすめです。

梅雨のお悩み④

憂うつ

雨の日は、読書と軽い運動で心と体をほぐしてリラックス

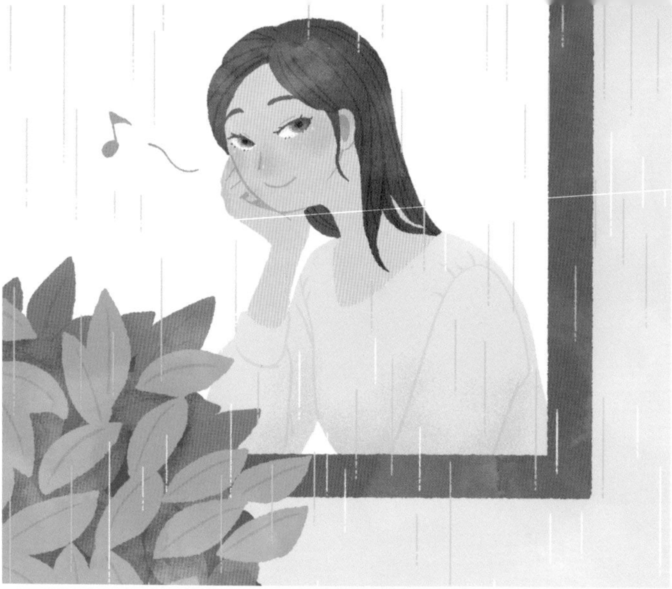

憂うつ におすすめの漢方薬

「香砂六君子湯（こうしゃりっくんしとう）」
→ 気分が沈む、気分が塞がるなどの精神的な症状がある方に。

「温胆湯（うんたんとう）」
→ 不眠・驚きやすい・憂うつ・不安などの精神的な症状がある方に。

雨の日の「陰の気」を上手に使おう

雨の日は、気持ちが落ち込んだり、やる気が出なかったり、憂うつな気分になる人も多いのではないでしょうか。雨の日は気圧の影響で、人の体をコントロールしている自律神経のうちの副交感神経が優位になると考えられています。副交感神経が優位になると、体はリラックスできる反面、やる気が出ない、落ち込むというネガティブな気持ちになることもあります。漢方では、晴れの日は「陽の気」が、雨の日は「陰の気」が増すと考えられています。

HSPには、雨の日は落ち込む、憂うつになるという方もいれば、心が落ち着く、穏やかになるという方もいます。「陰と陽」というと「陰」には暗いイメージを持つかもしれませんが、活発な「陽の気」に比べて、「陰の気」には緊張を緩めてリラックスできる効果もあります。その「陰の気」を上手に使って梅雨の季節を快適に過ごしましょう。

セルフケア ①

雨音を聴きながらの読書でリラックス

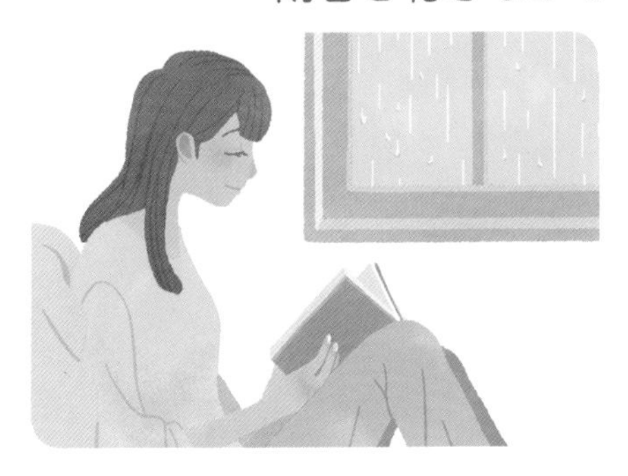

「晴耕雨読」という言葉があるように、雨の日に読書は似合いますね。HSPは読書好きな方も多いですが、読書はストレスの軽減にひときわ効果があると言われています。また、雨の音が持っている「1/f」という音のゆらぎは、人の心を癒す働きがあると言われています。雨音を聴きながらの読書は最高の組み合わせですね。

セルフケア ②

気の巡りを良くする「陳皮」をお茶に入れて

漢方薬に使われる「陳皮（ちんぴ）」はみかんの皮で、気の巡りを良くする効果があります。余分な湿気を取り除いてくれるので、梅雨の季節にぴったり。お好きなお茶に入れて、良い香りも楽しんでみてください。「陳皮」は中華食材のお店で売っていますが、手に入らない場合はマーマレードやゆずのジャムでもOKです。

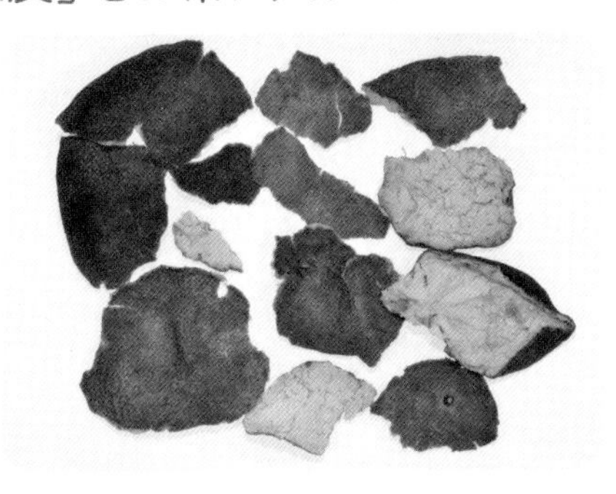

セルフケア ③

雨の日はヨガなど簡単な運動がおすすめ

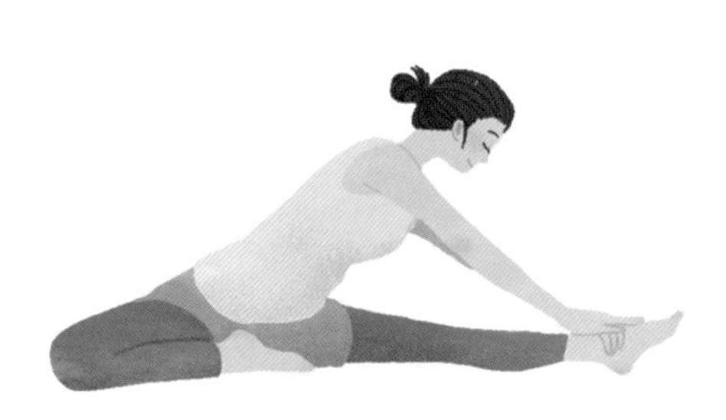

雨の日は、副交感神経が優位になり、体が重だるくなりやすいです。そういう日には頑張ってハードな運動をすると心がついていけなくなるので、ヨガやストレッチなどの軽い運動がおすすめ。憂うつな気分の時は体がこり固まっていることが多いので、簡単な運動で体をほぐしてあげれば心もほぐれていきますよ。

梅雨のお悩み⑤

暑さに慣れない

暑さが本格的になる前に、汗をかいて体を慣れさせよう

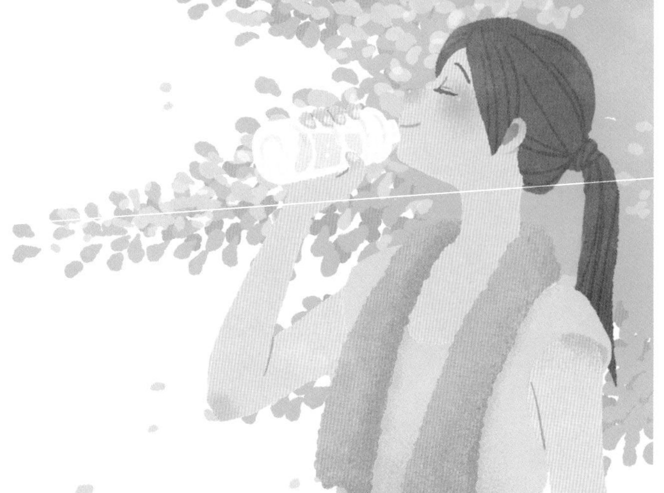

暑さに慣れない におすすめの漢方薬

「清暑益気湯（せいしょえっきとう）」
→ 夏バテの予防、夏の体力づくりに。
「生脈散（しょうみゃくさん）」
→ 汗のかき過ぎで気力や元気がない方に。

「暑熱順化」ができると暑さに対応できる体に

これからやってくる猛暑の夏に向けて、梅雨入り前など暑くなり出したころから暑さに体を慣れさせることを「暑熱順化（しょねつじゅんか）」といいます。それが上手にできると、体温を放散できるようになり、暑さに対応できる体になっていきます。

漢方で「気」が少ない気虚の人は、寒暖差に弱く、暑さにも対応しきれないことが多いです。梅雨の晴れ間や梅雨明けの時期は急に気温が高くなることもあり、暑さにうまく対応できないと、体がだるくなったり、ぐっすりと眠れなくなったりと、体調を崩してしまいます。

寒暖差に敏感に反応するHSPは、気温の変化に対して体が適応しきれず熱中症を起こしてしまうことも考えられます。暑さが本格的になる前に無理のない範囲で汗をかき、体を暑さに慣れさせておきましょう。

セルフケア ①

軽い有酸素運動で汗をかく

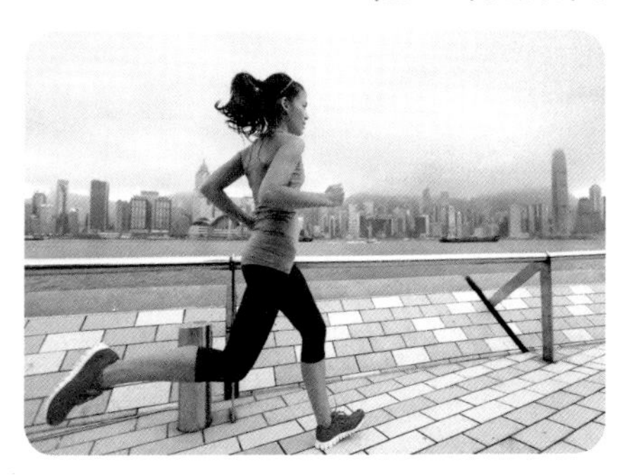

最高気温が20〜25℃の日に、２週間ほど水分を十分に補給しながら汗をかきましょう。散歩やジョギング、サイクリングなどの有酸素運動が効果的ですが、汗をかき過ぎると「気」を消耗しやすくなります。HSPは気虚の方が多いので、ダラダラとたくさん汗をかかないで、じわっと汗をかくくらいに止めておきましょう。

セルフケア ②

冷房に頼り過ぎないように

冷房の効いた部屋でずっと汗をかかないと、急に暑くなってきた時に体温調整がうまくできなくなってしまいます。暑いと感じたら、衣類で調節をしたり、外の空気を入れたり、冷房を高めの温度に設定するなどして、徐々に暑さに慣れていきましょう（暑さの感じ方には個人差があるので、決して我慢はしないでください）。

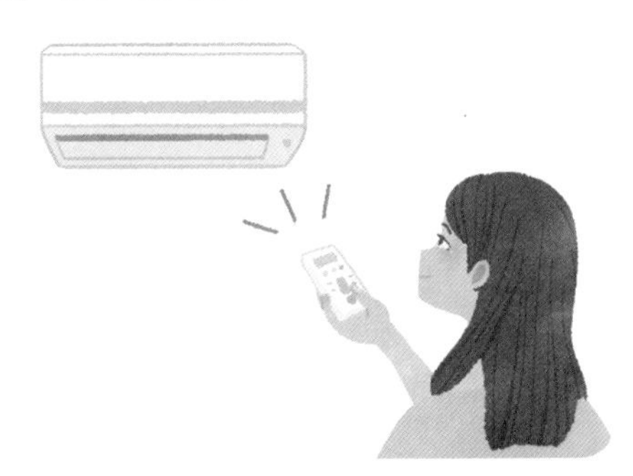

セルフケア ③

お風呂にしっかりつかる

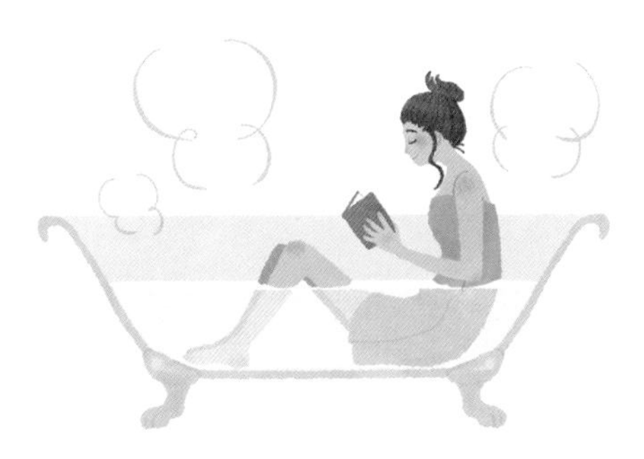

暑くなると、シャワーだけで済ませてしまいがちですが、「暑熱順化」は特にしっかりとお風呂につかって体を温めて、汗をじっくり出すことが大事です。半身浴やサウナで汗をかくのも効果的と言われていますが、これも気虚の方は、ダラダラと汗はかかないで、じわっと額に汗がにじむくらいにしておきましょう。

Column 03

心のお悩みは
体を整えることから

今、本を読んでくださっている方の中には、心についてお悩みの方もいらっしゃると思います。そんな方に「まずは体調を整えることから始めてみませんか」ということをお伝えしたいです。

「心を治す」と言っても、心は目で見ることもできませんし、手で触れることもできません。しかし、体は眠れると疲れが取れたり、ご飯を食べるとパワーが湧いてきたりなど、具体的にケアができますし、結果も目に見えてついてきます。例えば、散歩をすると幸せを感じる脳内ホルモンの「セロトニン」が増えると言われています。

体はとても元気なのに、心だけが不安定な人はなかなかいません。心と体はつながっているので、体調が良くなってくると心も元気になってきます。また、同じ物事でも体調が良い時には前向きに考えられるのに、体が不調だと悪い風にとらえてしまいます。

睡眠や運動、食事といった体のケアをまず優先させ毎日の生活のリズムを整えていくと、おのずと心も元気になっていきます。当店のお客さまでも、心のお悩みを抱えていたHSPの方が養生や漢方薬の服用によって、はじめは少しずつ体調が整ってきて、次に心がだんだんと前向きになっていかれる姿を数多く拝見してきました。遠回りに思うかもしれませんが、心のお悩みを抱えている方には体調面からアプローチして良くしていくことをぜひおすすめします。

Part 4
夏

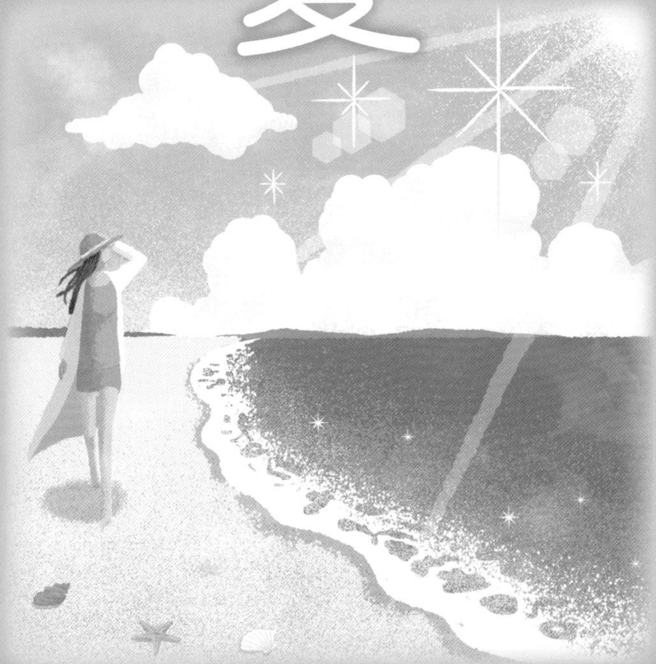

太陽の光がさんさんと降り注ぐ夏は、気持ちもパッと晴れやかになり活動的になりやすい季節。近年は35℃を超える猛暑日が珍しくなくなり、一方で建物の中では必要以上に冷房が効いていて、夏に冷え症で悩む方も多くなっています。寒暖差は自律神経が乱れるもとです。冷房が効いた部屋では温かいものを飲んだり、カーディガンやひざかけで重ね着したりして、くれぐれも体を冷やさないように心がけましょう。

夏のお悩み①

夏バテ

毎年、夏バテになりやすい人は、食事と睡眠の環境を整えよう

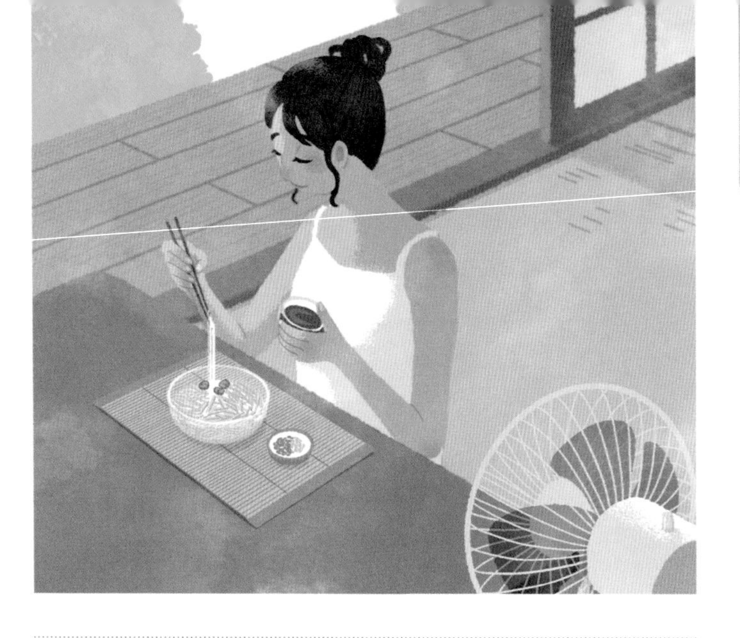

夏バテ におすすめの漢方薬

「清暑益気湯(せいしょえっきとう)」
→ 夏バテの代表的な漢方薬。夏の体力づくりや夏バテの予防にも。
「生脈散(しょうみゃくさん)」
→ 炎天下での発汗過多、暑気あたりのだるさ、気力の低下に。

「気=エネルギー」の消耗が原因

梅雨が明けると、強い日差しが照りつけて、本格的な夏が始まります。近年は、35℃を超える猛暑日も珍しくなくなりました。暑さだけならまだしも、日本の夏は湿気も加わり、快適に過ごしづらい季節です。夏場になると、「体がだるい」「疲れやすい」など、いわゆる「夏バテ」の症状の方が多くなってきます。

夏は、暑さを解消するために冷たい水分を摂る機会が増え、そうめんやざるそばなどさっぱりした口当たりのものばかりを食べがちです。すると、「脾(胃腸)」の消化吸収機能が弱ってしまい、「気」という体のエネルギーを作り出す力も弱ってしまい、夏バテになってしまうのです。

HSPは、気虚の方が多く、夏の暑さはますます気を消耗してしまい、毎年夏バテになりやすいです。元気に夏を乗り切るためには、なるべく「気」を消耗しない夏の過ごし方が大切です。

セルフケア ①

栄養たっぷりの麺類と甘酒で夏バテ予防

そうめんやざるそばを食べる時は、豚しゃぶやカツオのたたき、トマト、きゅうり、オクラ、やまいも、納豆、梅などの具材を上に乗せ、不足しやすいタンパク質やビタミン、ミネラルを摂るようにしましょう。

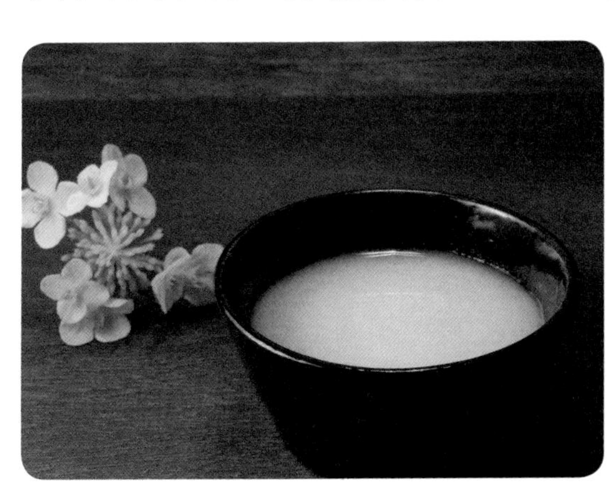

また、ひな祭りのお祝いにつきものの「甘酒」は、俳句では夏の季語にも使われ、夏バテにはもってこいの飲み物です。ビタミンやアミノ酸が豊富で「飲む点滴」と言われ、体のだるさや疲れを回復してくれます。ただし「痰湿」タイプの方は余分な水分がたまりやすいので控えめにしましょう。

セルフケア ②

ぐっすり眠れる環境づくり

夜でもなかなか気温が下がらずに、寝苦しく何度も起きてしまいがちな夏です。毎日の疲れやだるさを取るには、ぐっすりと眠れることが大切です。夏バテにならないように、下記の項目に注意して眠りの環境を整えてみましょう。

- エアコンや扇風機の風に直接当たらない
- 湿度は50～60％、温度は冷え過ぎないように気を付ける
- 体が熱い時は、首の後ろに冷却枕をする
- 汗をかいてもさらっとしている寝具を選ぶ
- 朝日が入り込まない遮光カーテンにする

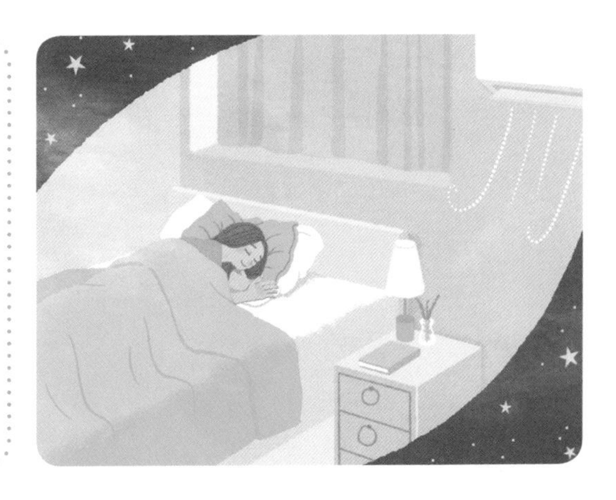

夏のお悩み②

夏の冷え

服装や食べ物、エアコンの使い方に工夫して冷気から身を守ろう

夏の冷え におすすめの漢方薬

「人参湯（にんじんとう）」
→ 手足が冷えやすく、トイレが近く、よく下痢をする方に。
「五積散（ごしゃくさん）」
→ エアコンの風に長く当たって体が冷えた方に。「冷房病」の症状にも。

体の中の「陽気」が傷つくと冷え症になる

冷え症は、冬のイメージがあるかもしれませんが、冷房の当たり過ぎから夏に冷え症でお悩みの方は多いです。昔から「冷えは万病のもと」と言われているように、頭痛や肩こり、下痢や便秘、女性の方では生理痛や生理不順など、体の不調や病気を引き起こすきっかけにもなります。

人の体には「陽気」という体を温める働きがあります。しかし、冷房の当たり過ぎや冷たいものの食べ過ぎ・飲み過ぎなどで無理に体を冷やすと陽気が傷つき、体を温められなくなってしまいます。また、夏になると外と内との寒暖の差が激しくなり、自律神経が乱れることも冷えを招く原因になります。

ＨＳＰには「気虚」の方が多いですが、「気虚」から一歩進んで体を温める力が弱い「陽虚」になり体が非常に冷えている方もいます。服装や食べ物、エアコンを上手に使って、夏の冷えを防ぎましょう。

セルフケア ①

腹巻きは冷え症には必需品

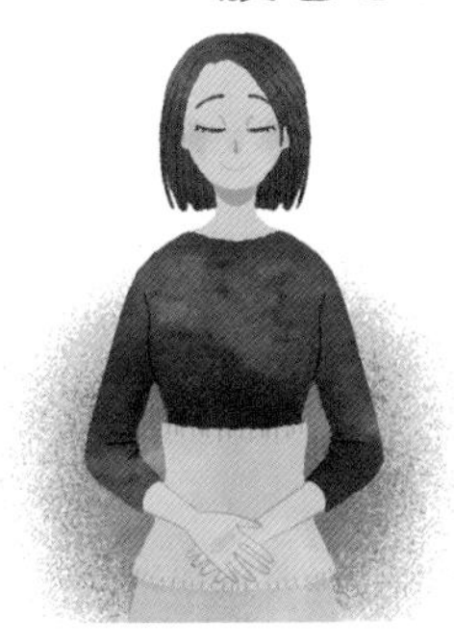

冷え症は、体の弱い部分からダメージを受け症状が出てきます。ですので、生理痛や腰痛がある人は腹巻きをする、肩こりの人は首周りにスカーフを巻く、足が冷える人は靴下やレッグウォーマーを履くなど、冷気から身を守りましょう。特に腹巻きは、お腹だけではなく全身を温めるので冷え症におすすめです。

セルフケア ②

エアコンを上手に使って冷えを予防

冷房の体感温度は人によって違いますが、目安としては「寒い」と感じないくらいがちょうど良いでしょう。冷房だけではなく除湿機能も上手く使うのがポイント。部屋を閉め切ってつけっぱなしにすると体が寒さに慣れてくるので、時々止めたり外の風を入れたりしましょう。

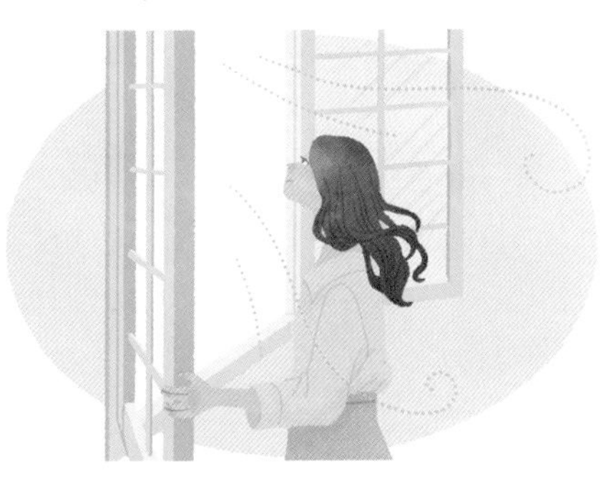

セルフケア ③

スイカやメロンより桃とさくらんぼがおすすめ

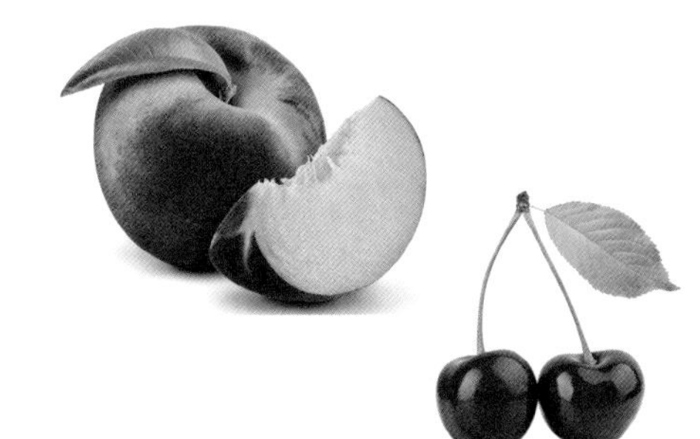

スイカやメロンなどみずみずしい果物がおいしい季節ですが、夏の果物はほてった体を冷ましてくれる「寒性」のものが多いです。冷え症の方には、桃とさくらんぼがおすすめ。桃とさくらんぼは、夏の果物の中では数少ない「温性」で、胃腸を冷やさない性質があります。気も補ってくれるので夏バテ予防にも良いです。

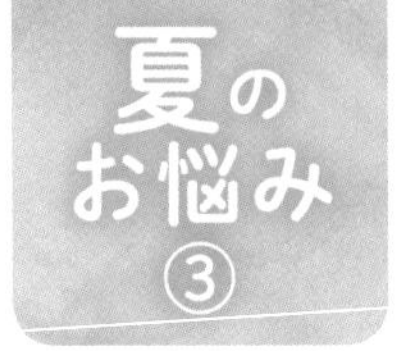

寝苦しい

暑くて寝苦しい夏も、「心」を養って快適に眠ろう

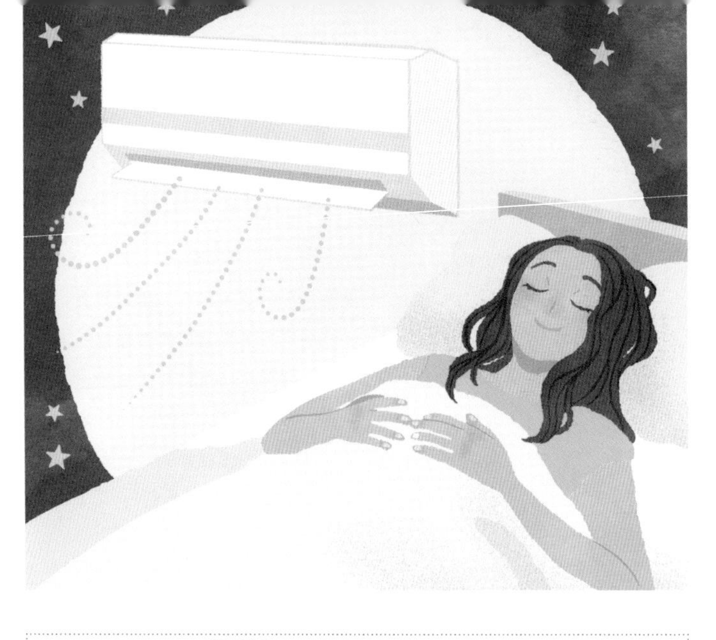

寝苦しい におすすめの漢方薬

「酸棗仁湯（さんそうにんとう）」
→ 心身ともに疲れているのに、布団に入るとほてって眠れない方に。
「温胆湯（うんたんとう）」
→ 寝つきが悪く、悪夢で目が覚めたり、起きてからも熟睡感がない方に。
「帰脾湯（きひとう）」
→ 眠りが浅く、よく夢を見て、夜間に目が覚める方に。

夏の眠りに影響を及ぼす「心」の働き

夏になると「毎日暑くて寝苦しい」「寝つけてもぐっすり眠れず、暑さで目が覚めてしまう」というお悩みの方は多いのではないでしょうか。睡眠時間が減ったり、睡眠の質が落ちてしまうと、体がだるくなり夏バテの原因になります。

漢方では、五臓の中で「心」が夏と深く関わりを持っていると考えます。「心」は血液を全身に巡らせて、精神活動をつかさどる働きがあります。「心」の働きが十分なら、脳にも栄養が行き渡り、快眠を得られます。しかし、暑さが続くと体の中から水分が奪われて、血液に粘りが出てしまい「心」の負担が増し、睡眠にも影響を及ぼしてしまいます。

ＨＳＰの睡眠のお悩みに「夢をよく見る」や「眠りが浅い」があります。これらは特に「心」が弱ってくるとなりやすいです。「心」を養いながら、睡眠の環境も整えていきましょう。

セルフケア ①

「心」を養う食べ物で快眠に

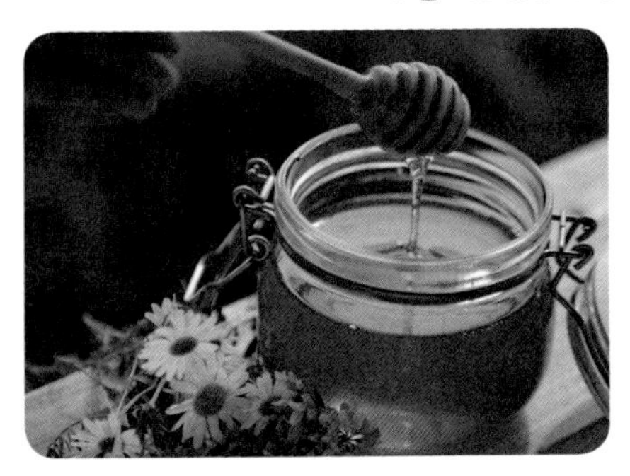

薬膳には「体の中の不調な部分を治すには、同じものを食べるとよい」という考えがあります。「心」が弱っている時は、豚や鶏の心臓（ハツ）がおすすめです。ほかに「心」を養い、快眠を保つ食べ物では、なつめ、あずき、れんこん、はちみつ、ウズラの卵、牛乳、ゆり根などがあります。

セルフケア ②

睡眠前は「ハッカ湯」でさっぱりと

お風呂上がりに汗がベタベタして寝苦しい方は、ハッカ油を2、3滴浴槽に入れて、お風呂に入るのがおすすめ。スーッとする感覚から「体が冷えるのでは？」と思うかもしれませんが、ハッカの清涼感はメントールによるもので、血行を良くし体は温かいまま汗が引くので湯上がりはさっぱり。気持ちよく眠れます。

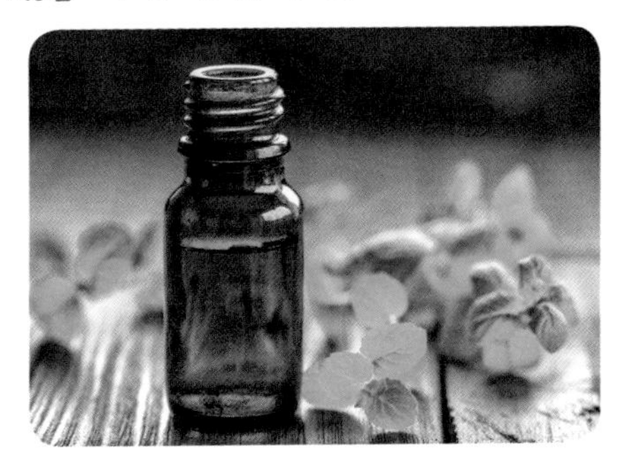

セルフケア ③

眠りを誘う「しかばねのポーズ」

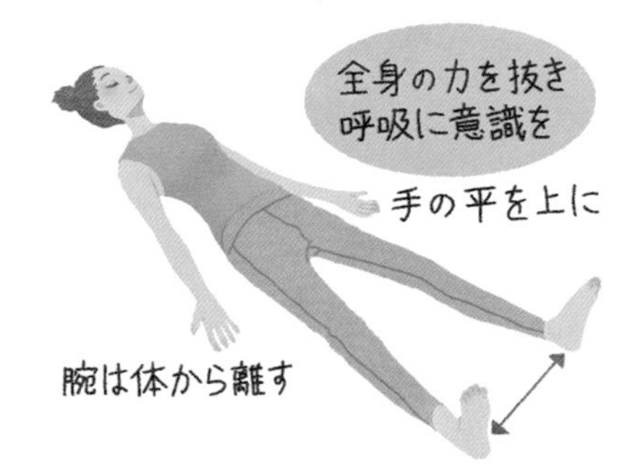

ヨガのレッスンの最後のポーズによく使われる「しかばねのポーズ」は、究極のリラクゼーションポーズと言われています。精神面ではリラックス効果が、肉体面では疲労回復効果があります。涼しい部屋で仰向けになり、体を布団に沈ませるような感覚で目を閉じるとだんだんと眠くなっていきますよ。

夏のお悩み④

下痢

冷えから起こる下痢には、昔ながらのお手当てを試してみて

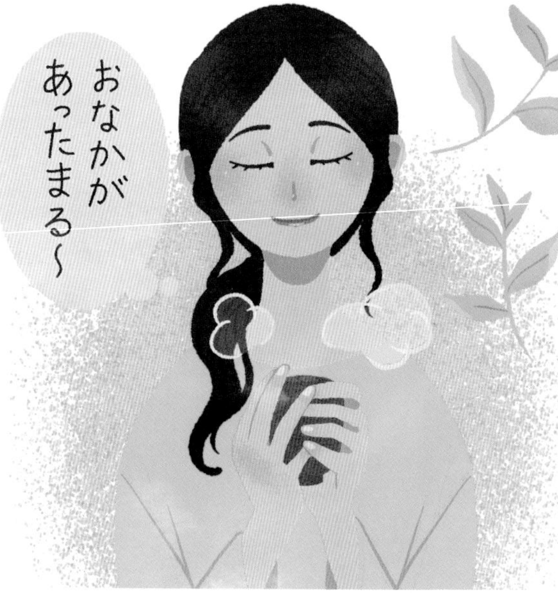

おなかがあったまる〜

下痢 におすすめの漢方薬

「人参湯（にんじんとう）」
→ 体が冷えていて、よく下痢をする方に。
「参苓白朮散（じんりょうびゃくじゅつさん）」
→ 食欲がなくて、食べると下痢をする方に。
「藿香正気散（かっこうしょうきさん）」
→ 冷房の当たり過ぎや冷たい飲食物の摂り過ぎで下痢をする方に。

夏はお腹の冷えから下痢になりやすい

冷房のよく効いた部屋に長時間いたり、かき氷やアイスなど冷たい物を摂り過ぎたり、扇風機の風をお腹に当てて寝てしまったりと、夏は暑さ対策をし過ぎて逆に体を冷やしてしまい、下痢になってしまうことが多いです。

もともと胃腸の弱い「脾気虚（ひききょ）」の人は、夏はいつも以上にお腹が冷えてしまい胃腸の不調を感じやすくなります。「脾（胃腸）」は、食べ物を消化吸収して、「気」や「血」を生む大切な臓器です。下痢が続くと、気力が衰えて夏バテにもつながり、トイレの不安など精神面にも影響してしまいます。お腹の働きが良くなると、食べ物の消化吸収も良くなり、体内の気血も充実して、元気を取り戻すことができます。

ＨＳＰは、胃腸が弱い「脾気虚」の方が多く、夏場は冷えから下痢をしやすいので、特にお腹をはじめ体を冷やさないように気を付けましょう。

セルフケア ①

お腹を温めて下痢を止める「梅醤番茶（うめしょうばんちゃ）」

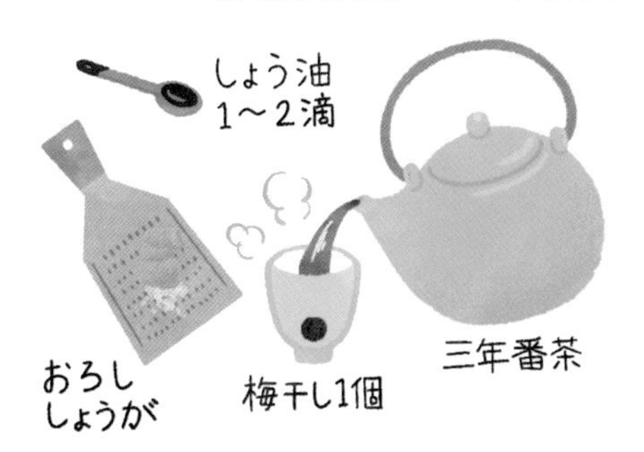

昔ながらのおばあちゃんのお手当て「梅醤番茶」。下痢の特効薬としても用いられ、お腹を温めてくれます。湯のみに梅干し１個とおろししょうがを入れ、醤油を１、２滴たらし、その上に温かい番茶を注いで完成です。できれば、番茶は刺激の強いカフェインやタンニンを含まない「三年番茶」がHSPにおすすめです。

セルフケア ②

冷えからの腹痛には「山椒」をひとふり

土用の丑の日にはうなぎを食べますが、うなぎ料理につきものの「山椒」は漢方薬の生薬のひとつで、体を非常に温めて冷えによる激しい腹痛に効果があります。冷たいものを食べて嘔吐や食欲不振、下痢になった場合にも良いです。うなぎだけではなく冷奴やおひたしなど、さまざまな料理にひとふりしてみましょう。

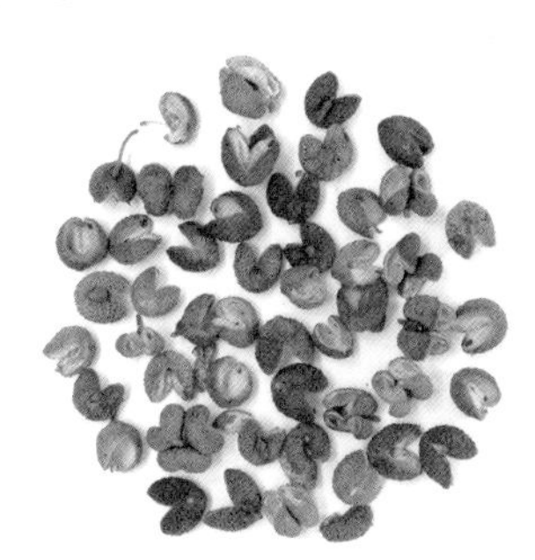

セルフケア ③

体の元気の源「関元（かんげん）」を温めよう

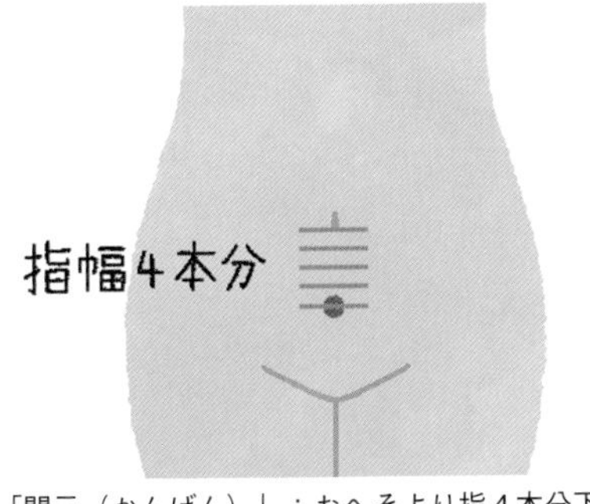

「関元（かんげん）」：おへそより指４本分下

「元気の関所」と書く「関元」というツボは、夏バテによる下痢の時におすすめのツボです。冷たいものの食べ過ぎ・飲み過ぎで胃腸の調子が悪くなった時に押しましょう。慢性的に下痢になりやすい方は「関元」をはじめとした下腹部をカイロで温めたり、日ごろからお灸をすえるとより効果があります。

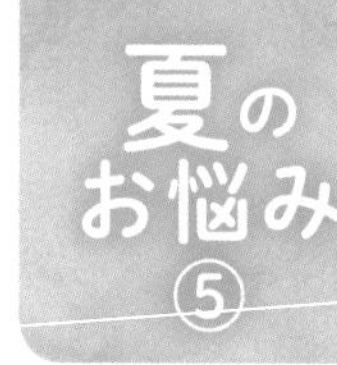

むくみ

足首の運動やマッサージで体に余分な水分を外へ出そう

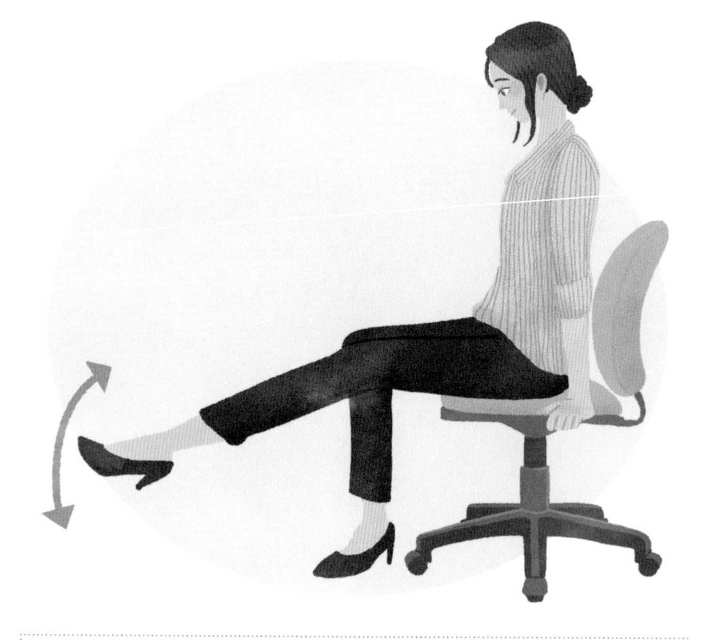

むくみ におすすめの漢方薬

「防已黄耆湯（ぼういおうぎとう）」
→ 色白の水太りタイプで、むくみが気になる方に。
「当帰芍薬散（とうきしゃくやくさん）」
→ 体が冷えやすく、むくみやすい女性の方に。

「水」は重いので下半身がむくみやすい

「暑くて汗をいっぱいかくのに、下半身だけはなぜかむくんでいる」というお悩みの方がいます。本来、「水」は重いので下へと流れていく性質を持っています。体の機能が正常に働いていると、下半身にたまらず全身にその「水」が行きわたります。しかし、元々胃腸の調子が良くない方が、冷房の効いた室内に長くいたり、冷たいものを摂り過ぎると、体内の「水」が過剰になり、不要な「水」がたまってきます。そうすると、「水」は全身に巡らず、本来の性質である下に流れ出していって、下半身のむくみとなってしまうのです。

HSPでは胃腸があまり強くない「脾気虚」の方に、このむくみのお悩みがよくみられます。上半身は水分不足なのでのどは渇きやすいですが、冷たい飲み物は控えて、足首の運動やマッサージなどで余分な水分を外へ出してしまいましょう。

セルフケア ①

意識的に立って、足首運動をしよう

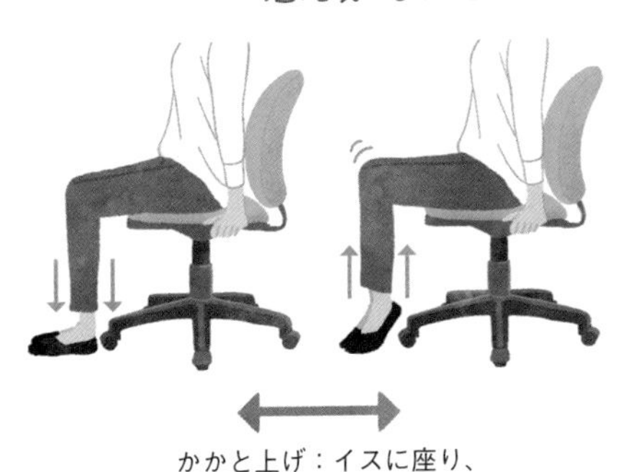
かかと上げ：イスに座り、
かかとを上げ下げする。

同じ体勢で長時間過ごす時は、特にむくみやすくなります。デスクワークでは意識的に立ち、イスに座っている時はかかとの上げ下げや足首を回すだけでもむくみを予防できます。新幹線や飛行機では、できれば移動しやすい通路側の席に座って、適度な水分を摂りながらこまめにトイレへ行くのをおすすめします。

セルフケア ②

夏のむくみを改善してくれる「冬瓜(とうがん)」

「冬瓜」という名前ですが、旬は夏です。冬瓜は、体の中の余分な水分を排出して、むくみを改善します。あっさりとした味でくせもないためさまざまな素材とよく合い、スープやみそ汁の具としても使えます。ただ、体を冷やす作用があるので、冷え症の方はしょうがなど温める食材と一緒に摂るのがおすすめです。

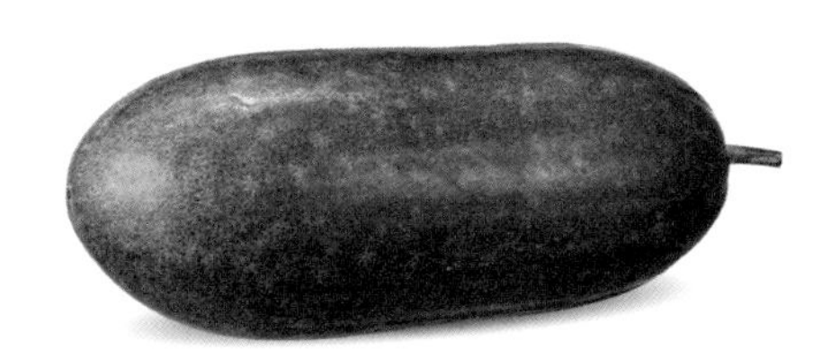

セルフケア ③

マッサージとツボ押しでむくみ解消

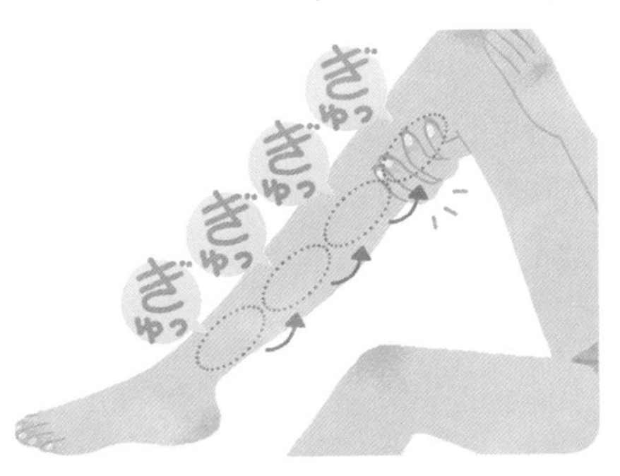

むくみのある方は、血流のポンプ機能を持つふくらはぎのマッサージをしましょう。手のひらをふくらはぎの下に当てて、下から上へ少し力をかけながらさするのがポイントです。足首の部分にもむくみに良いツボが並んでいるので、足首部分は親指と人差し指を使って痛気持ちいいと感じるくらいの強さで押しましょう。

夏のお悩み⑥

多汗

必要以上に出ていく汗は、「気」を補うことでくい止めよう

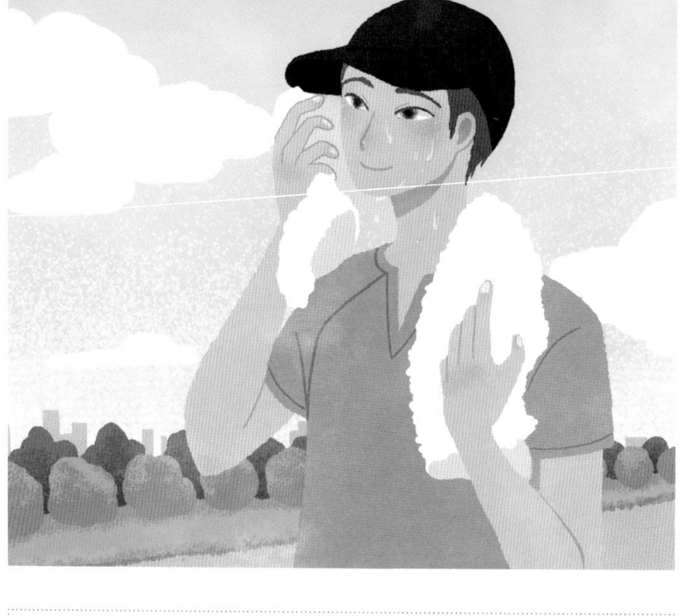

多汗 におすすめの漢方薬

「桂枝加黄耆湯（けいしかおうぎとう）」
→ 多汗症のファーストチョイスの漢方。肌のしまりが悪く汗をかく方に。
「玉屏風散（ぎょくへいふうさん）」
→ 免疫力が低下し、風邪を引きやすく、疲れやすくて汗をよくかく方に。
「防已黄耆湯（ぼういおうぎとう）」
→ 汗かきで体や膝がむくみやすく、体が重だるい方や水太りの方に。

汗と一緒に「気」も出て行くため疲れやすい

汗っかきなので夏は苦手だという方がいます。肌がベタベタしたりにおいがしたりと、汗をかくことを嫌がる人は多いですが、暑い季節には体を冷やして、体温がむやみに上がるのを防ぐという大事な役割を担ってくれています。と言っても、必要以上にだらだらと出てしまう汗は不快で、ストレスがたまりますよね。

「気」には、体に必要な水分を外へ漏れ出さないように防ぐ役割があります。ＨＳＰは「気」が不足しがちで、必要以上に汗をかいてしまうという悩みをお持ちの方もいます。汗をかくと一緒に「気」というエネルギーも出てしまうために疲れやすく、自分の汗で体が冷えやすくなってしまいます。「気」を補うことにより、必要以上に出る汗を止めていくことができます（精神的な緊張から汗をかく方は、春の「動悸・手汗」のページに詳しく書いていますのでそちらをご覧ください）。

セルフケア ①

「気」を補う食べ物と収斂作用のある食べ物を

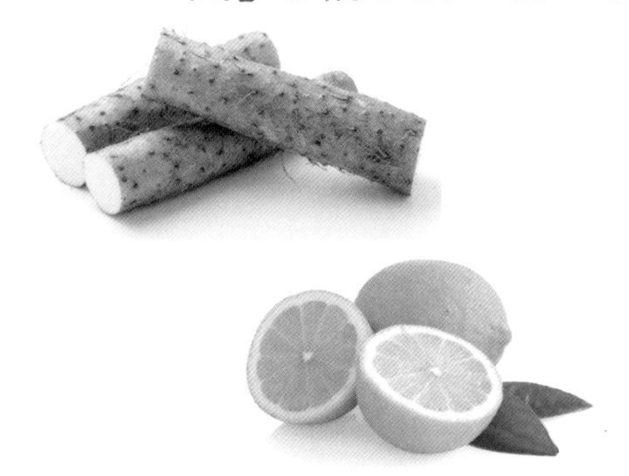

「気」が足りなくて汗が出やすいHSPは、肺の働きが低下している「肺気虚」という体質によく見られます。おすすめの食べ物は、鶏肉、牛肉、じゃがいも、やまいも、しいたけ、いんげんなどです。また、汗を止める収斂作用のある食べ物であるレモン、梅、ざくろ、ぎんなんなども取り入れるとよいでしょう。

セルフケア ②

交感神経を優位にしない生活

辛い食べ物やカフェインを多く含む飲み物・アルコールなど刺激物を摂り過ぎない、喫煙を控える、暴飲暴食をしない、十分な睡眠時間を確保するといった交感神経を優位にしない生活習慣も、汗をかき過ぎないためには大切です。ストレスも汗の原因になりますので、気持ちにゆとりを持って過ごすようにしましょう。

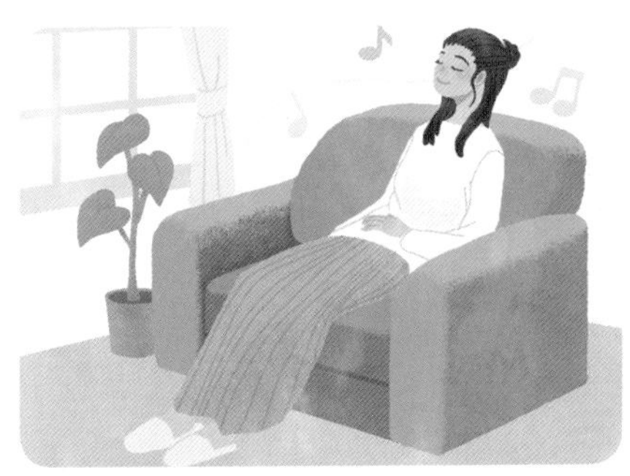

セルフケア ③

汗のかき過ぎを防ぐツボ「大包（だいほう）」

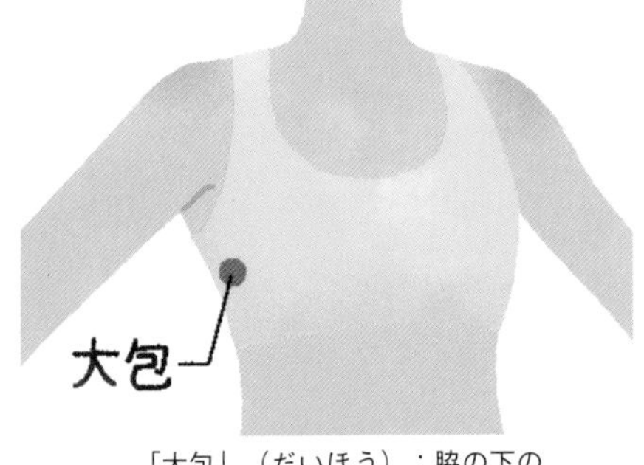

「大包」（だいほう）：脇の下の
6番目のろっ骨のすぐ下にあるくぼみ

脇の下あたりに「大包」というツボがあります。舞妓さんは、汗でお化粧が崩れないようにこの「大包」のあたりで帯を結び、汗を抑えているそうです。市販品でも、汗を止める帯やバンドが販売されています。ただし、絶えず体を締め付けるのは良くないので、まずはツボを刺激してみましょう。

夏のお悩み⑦

口内炎

口内炎になった時は刺激物を避けて、胃腸に優しい食事を心がけよう

口内炎 におすすめの漢方薬

「人参湯（にんじんとう）」
→ お腹が冷えていて温かいものを好む方の口内炎に。
「補中益気湯（ほちゅうえっきとう）」
→ 体が疲れた時に口内炎になりやすい方に。
「逍遙散（しょうようさん）」
→ 日常的にストレスを抱えていて、口内炎になりやすい方に。

口内炎は体にこもった熱または胃腸の冷えが原因

夏は、どうしても体に熱がこもりやすく、過剰な熱は口内炎の原因になります。また、暑いからと言ってついつい冷たいものを摂ってばかりいたり、食欲がないためそうめんやざるそばなどサッパリした食事ばかりだと、胃腸の働きが悪くなり栄養バランスも偏ってしまいます。そういった胃腸の不調や栄養バランスの乱れが口内炎につながります。

漢方では「炎」という字がつくことから、口内炎も体の中にこもった熱が大きな原因と考えられていますが、ＨＳＰは胃腸が冷えて働きが悪い方の口内炎がよく見られます。

口内炎は、ストレスや睡眠不足などの疲れから免疫力が低下するとかかりやすいとも言われます。ＨＳＰは、さまざまなストレスを受けやすく、夏場は睡眠不足にもなりやすいので、なるべく休息を取って疲れをためないようにしましょう。

セルフケア ①

辛い食べ物や熱い食べ物はしばらくNG

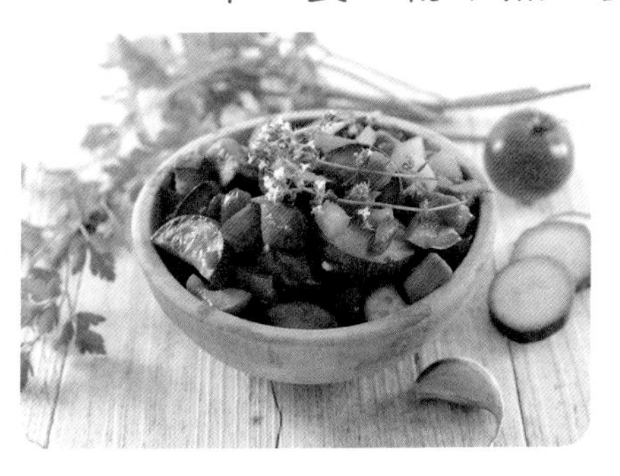

カレーやトムヤムクン、担々麺などスパイスをふんだんに使った辛い食べ物や、味の濃い料理は口の中を刺激してしまいます。また、あつあつのスープやめん類など、熱い食べ物も口内炎を悪化させる原因になります。口内炎の時は、野菜をたっぷり使った胃腸に優しく栄養のある料理を心がけましょう。

セルフケア ②

ティートリーのうがい薬で予防

口内炎には、ティートリーのアロマがおすすめです。強力な殺菌・消毒作用があり、口の中の雑菌を抑えて炎症をしずめてくれます。コップ一杯の水に、ティートリーの精油を1滴たらしてうがいしましょう。綿棒に精油をつけて痛いところに直接塗るのも効果的ですが、粘膜が弱い方は避けてください。

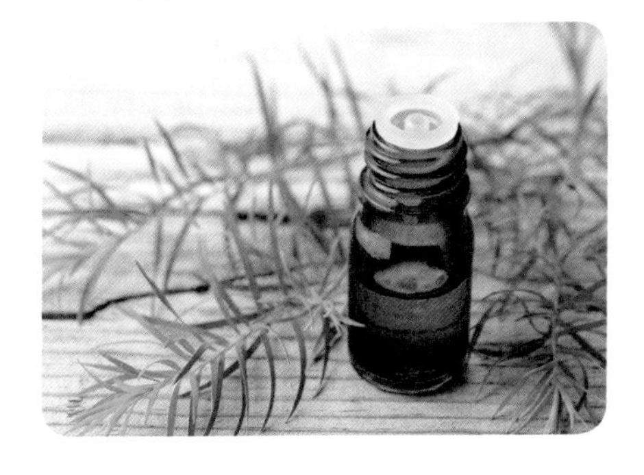

セルフケア ③

天然の胃腸薬「キャベツ」を食べよう

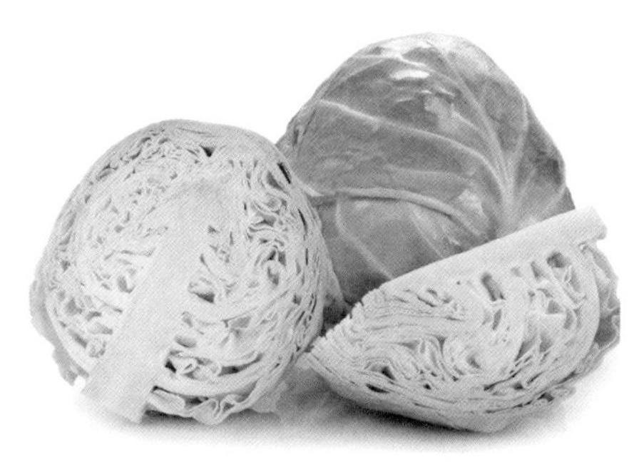

キャベツは、胃腸の調子を整え、粘膜を強くし修復を促す効果があるため口内炎におすすめです。「天然の胃腸薬」と言われ「気」も補ってくれる作用があるので、胃腸が弱く疲れやすいHSPにぴったり。口内炎に触れても痛みが少なくなるように、クタクタにやわらかく煮込んで、少し冷ましてから食べましょう。

夏のお悩み⑧

肌荒れ

体の外側の紫外線対策に加えて、体の内側からもケアしよう

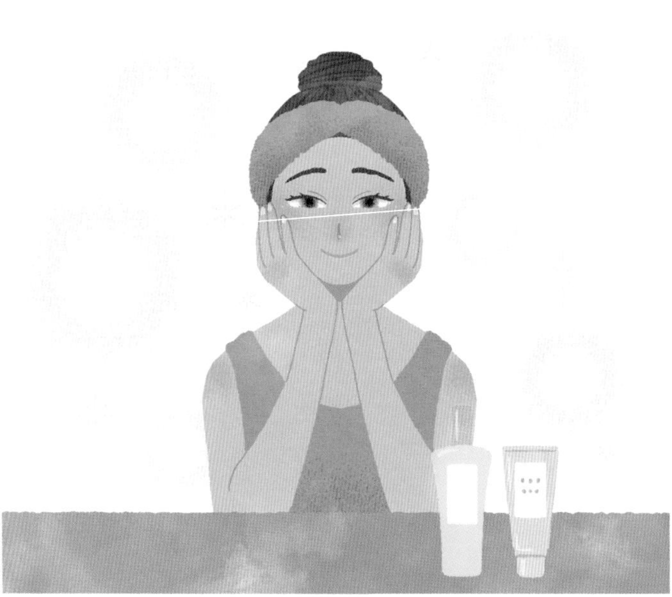

肌荒れ におすすめの漢方薬

「桂枝加黄耆湯（けいしかおうぎとう）」
→ たくさん汗をかき、あせもや湿疹ができやすい方に。
「神仙太乙膏（しんせんたいつこう）」
→ 皮膚病に広く使える漢方の軟膏。かゆみが強い時に。

夏の肌は「湿邪」と「熱邪」の影響を受けやすい

太陽の光がまぶしい夏は、降り注ぐ紫外線の量がもっとも多く、肌に大きなダメージを与えます。夏の肌は汗でジメジメした印象がありますが、汗と一緒に肌の潤いも出て行くため、意外に乾燥していることがあります。また、冷房の風が直接当たるなどすると、さらに乾燥しやすくなります。

漢方では、夏の肌は「湿邪（しつじゃ）」と「熱邪（ねつじゃ）」の影響を受けやすいと考えられています。「湿邪」を受けた肌は、滲出物（しんしゅつぶつ）が多く、患部がただれてジクジクしやすいです。「熱邪」を受けた肌は、患部の熱感が強く、赤みを帯びやすいです。

HSPには敏感肌の方も多く、日焼け止めなどのUVアイテムがお肌に合わない方もいます。体の外側からの紫外線対策に加えて、普段の食生活やスキンケアを工夫しながら、短い夏をめいっぱい楽しみましょう。

セルフケア ①

デトックス作用のある「ハトムギ茶」で美肌に

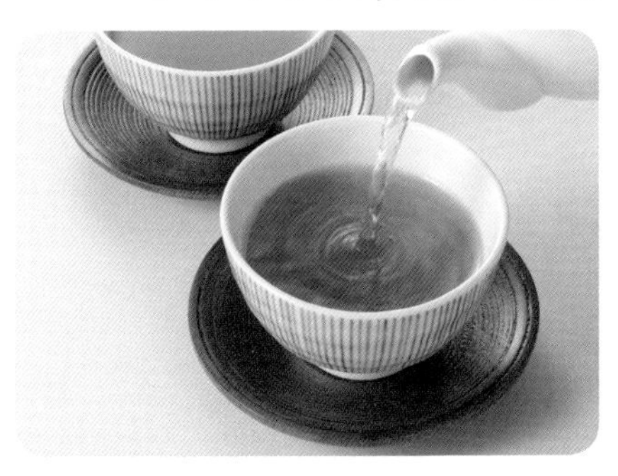

ハトムギは、生薬名をヨクイニンという漢方薬にも使われています。「いぼの薬」としても有名で、体の老廃物をデトックスする作用があるので、吹き出物、シミやそばかすを改善します。体にたまった余分な水分を外へ出してくれるので、湿度の高い夏にもおすすすめです。ハトムギ茶なら手軽に摂れますよ。

セルフケア ②

食べる日焼け止め「リコピン」

優れた抗酸化作用を持ち、肌の紫外線ダメージを防ぐリコピンは「食べる日焼け止め」と言われています。リコピンが多く含まれているのがトマトです。トマトのリコピンは油に溶けやすく、加熱調理することで吸収率がアップするので、ラタトゥイユなど油と一緒に摂る料理でおいしくＵＶケアしましょう。

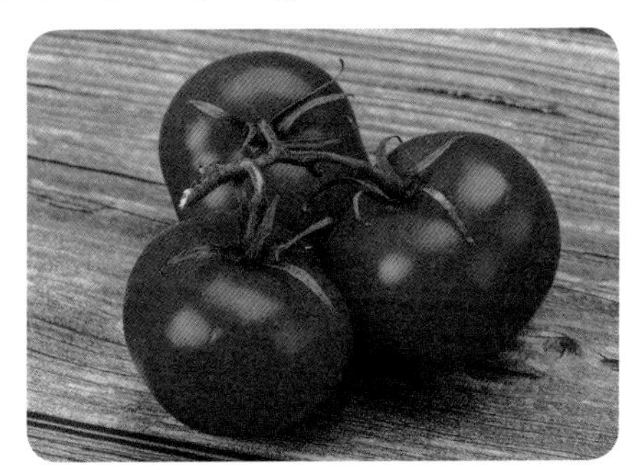

セルフケア ③

夏の乾燥肌のケアに「蒸しタオル」

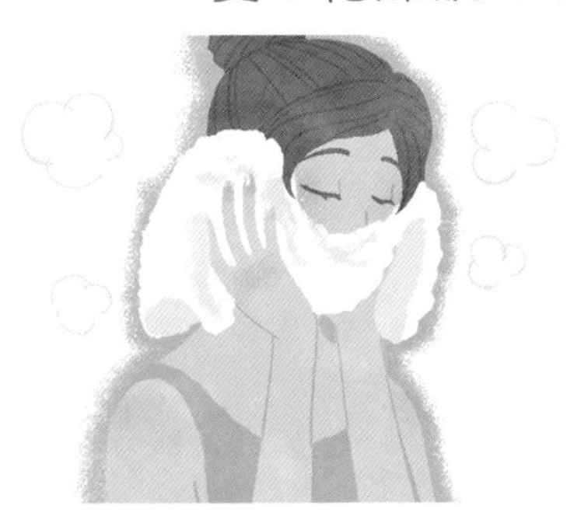

冷房の風に当たるなどして、乾燥した夏の肌に「蒸しタオル」がおすすめです。タオルに水を含ませて、40 秒ほど電子レンジで温めます。適温になるまで冷まして肌にのせましょう。週に 1、2 回が目安です。蒸しタオルを使った後は乾燥しやすくなっているので、すぐに保湿するようにしてください。

Column 04

自分の「いいな」と思う感覚を大切に

この本をお読みの皆さんは健康に関心があって、健康診断の数値や病院での検査結果もしっかり受け止めておられる方が多いのではないでしょうか。もちろん、結果はその時の体の状態を表していますので大事なことなのですが、私たちはそれに加えて「ご自身の感覚を大切にしてくださいね」とお伝えしています。

例えば、数値が正常範囲から少しだけ外れていても体調が良いと感じていればそれほど気にする必要はありませんし、逆に「最近、立ちくらみが多いなぁ」「動悸が気になるなぁ」などと感じていたら、血液検査が正常であっても漢方では「血」が不足しているというサインを発しているかもしれません。

また、「毎日２リットル水を飲むと体に良い」などの健康情報は、漢方の考え方からすると少し気になることが多いです。なぜなら、体に水が足りていない体質ならば良いのですが、体に水が余っている方が実践すると、めまいや頭痛などの原因にもなるからです。

一番大事なことは、自分に合った養生法を見つけて続けていくこと。雑誌やテレビなどの健康情報は多数の方にとって良いものを取り上げますが、HSP の方には当てはまらないものがあります。数値や情報を参考にしつつも振り回されずに「これを続けると体調がいいな」というあなたの感覚を大事にしていただけたらと思います。

Part 5
秋

木々の緑も赤く色づき始め、空気がカラッと乾燥して気持ちの良い秋。人の体も肌がカサカサして唇や鼻・のどが乾燥したり、便秘にもなりやすいので、体を潤す食べ物を取り入れて乾燥を防ぎましょう。秋が深まると枯れ葉が色づいて落ちるため、物悲しさや気持ちの落ち込みを感じやすくなります。読書の秋や芸術の秋でもありますので、もしそのような気持ちになったら、自分の好きなことをして発散しましょう。

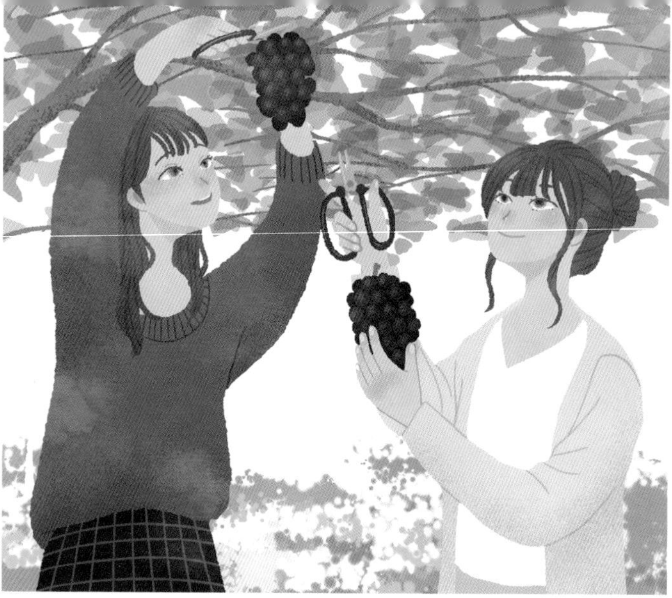

秋のお悩み①

秋バテ

秋に採れる食べ物から気を補い、夏の疲れをリセットしよう

秋バテ におすすめの漢方薬

「補中益気湯（ほちゅうえっきとう）」
→ 胃腸の働きが悪く、食欲もなくて疲れやすい方に。
「香砂六君子湯（こうしゃりっくんしとう）」
→ 気分が沈みがちで、胃腸が弱く食欲不振がある方に。

暑さ寒さに敏感なHSPはなりやすい

夏の暑さもやわらぎ、ようやく涼しくなって秋の気配を感じるようになってきたのに何だか体調がすぐれない……。それは「秋バテ」かもしれません。体のだるさ、食欲不振や不眠など、夏バテの症状と大きな違いはありませんが、秋バテは夏が終わり秋口にも症状が残っているのが特徴です。冷房や冷たい飲食物により自律神経が乱れているところに、朝晩と日中の寒暖差や長雨などの低気圧の影響が加わることが原因と考えられています。

漢方では、夏バテと同様、「脾（胃腸）」の働きが悪くて「気＝体のエネルギー」をうまく作れない方が秋バテになりやすいと考えられています。

どなたでも季節の変わり目は不調になりやすいのですが、暑さ寒さに敏感に反応するHSPは、自律神経が乱れやすく秋バテにもなりやすいと言えます。気を補う生活で夏の疲れをリセットしましょう。

セルフケア ①

秋が旬の食べ物や干し野菜から気を補おう

秋に採れた旬の食材には、大地のエネルギーがたっぷり含まれています。例えば、さつまいもやじゃがいもなどのいも類、しいたけやしめじなどのきのこ類、にんじんやれんこんなどの根菜類、新米や雑穀などです。疲れやすいHSPの方には、香りやうまみも豊富で気を補ってくれる秋の食材は特におすすめです。

また、空気が乾燥してくる秋は「干し野菜」づくりにぴったり。生の野菜に比べて、ぎゅっと味が濃くなりうまみも増し、栄養価もビタミンやカルシウム、鉄分などが高くなります。スープや煮物、サラダに活用でき、長期保存も可能です。

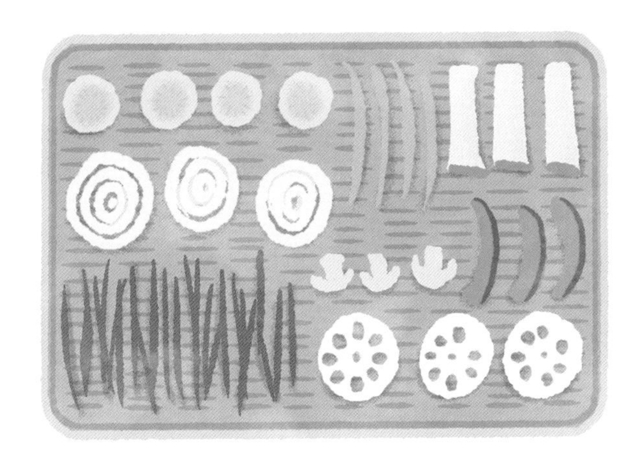

やり方は簡単。野菜を切ってざるなどに広げて太陽の下で1～3日乾燥させるだけです。100円ショップで干し野菜のネットも売っています。初めての方は、きのこ・大根・にんじん・かぼちゃ・さつまいも・しょうがなど、水分の少ない野菜から始めるのがおすすめです。

セルフケア ②

慢性的な疲れに良いツボ「湧泉（ゆうせん）」

その名のとおりエネルギーが泉のように湧くと言われるツボ「湧泉」。夏にため込んだ疲れを回復するのに最適のツボで、足の冷えや不眠にも効果があります。足裏でいちばん気持ちの良いところにありますので、親指を使って優しく揉むように押しましょう。

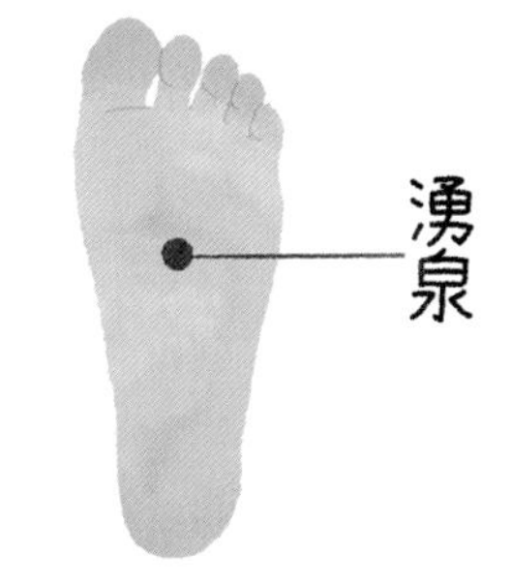

湧泉（ゆうせん）：足の指を曲げた時に足の裏で一番くぼむところ

冷えのぼせ

冷えのぼせは、焦らずイライラせず
ゆとりのある生活が予防につながります

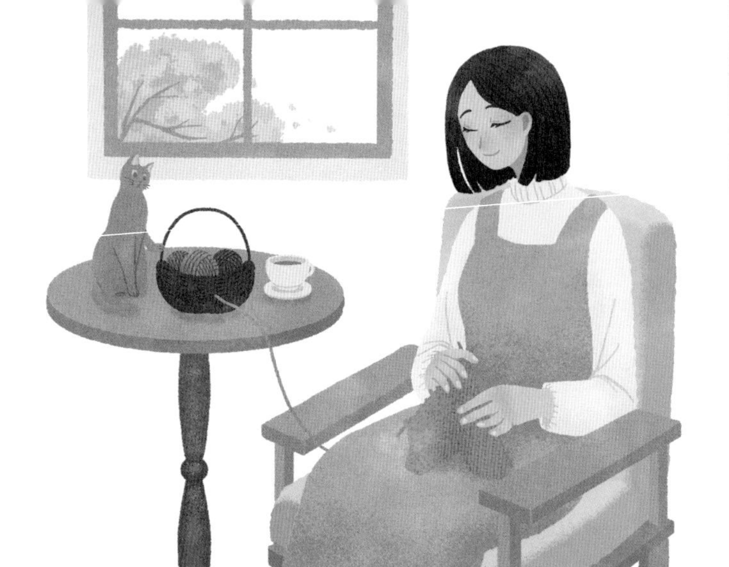

冷えのぼせ におすすめの漢方薬

「逍遙散（しょうようさん）」
→ ストレスで、気血の巡りが悪くなった方の冷えのぼせに。
「芎帰調血飲第一加減（きゅうききちょうけついんだいいちかげん）」
→ 体が冷えて、血の巡りが悪くなった方の冷えのぼせに。
「婦人宝（ふじんほう）」
→ 体が冷えて、血が不足してしまった方の冷えのぼせに。

冷えが主な原因でのぼせは仮の症状

秋に入ると、下半身は冷えているのに上半身はのぼせるように熱い「冷えのぼせ」を訴える方が多くなってきます。夏にエアコンや冷たい食べ物で体を冷やしてしまい、秋口に体温調節がうまくいかなくなるのが原因と考えられています。

漢方で、冷えのぼせは「上熱下寒（じょうねつかかん）」と言います。正常であれば熱と冷えは体内でうまく混ざり合っているのですが、さまざまな要因で「気血水」が滞ったり不足したりすると、体の中で熱と冷えが分離した状態になってしまいます。冷えのぼせは、冷えが主な原因で、のぼせは仮の症状であると考えられています。

HSPは、夏から秋にかけての気温の急激な変化に体温調節がうまく働かず、冷えのぼせになる方が見られます。お風呂にゆっくりつかるなど、ゆとりのある毎日を過ごすことが冷えのぼせの予防につながります。

セルフケア ①

ぬるめのお風呂でじっくり温める

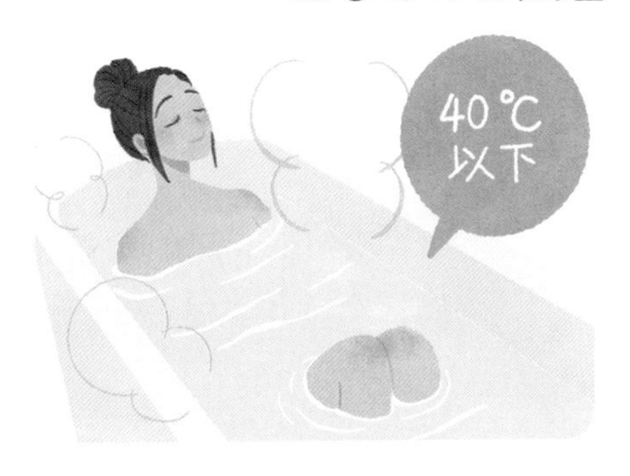

のぼせて汗をかきやすいとシャワーで済ませがちですが、冷えのぼせは基本的に体が冷えているので、お風呂に入って体を温めるのが効果的。42℃以上の熱いお湯だと体の表面だけで芯まで温まらないので、40℃以下のぬるめのお湯に入ってじっくり温めましょう。お風呂は心のリラックスにもつながりますよ。

セルフケア ②

なるべくゆとりを持ったスケジュールを

気持ちが焦ったりイライラするほど、熱は上の方へ上がってのぼせが悪化します。一日の予定は詰め込み過ぎないで、なるべくゆとりを持って過ごすようにしましょう。深夜までテレビやパソコン、スマホを見ていると、神経は興奮したまま。焦りやイライラ、興奮を招くシーンを日常から減らすことも大事です。

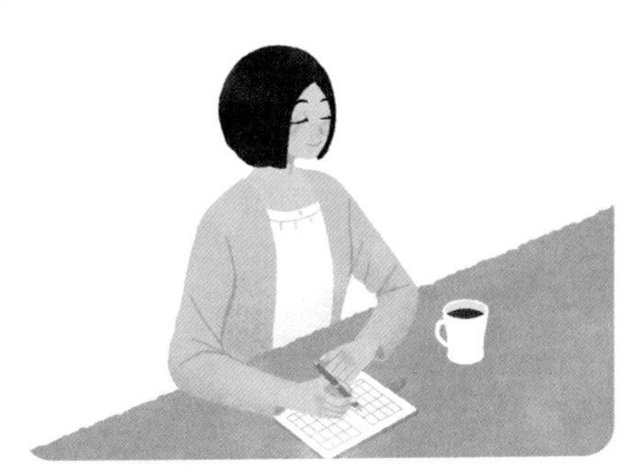

セルフケア ③

足が冷えて眠れない時にもよい「照海（しょうかい）」のツボ

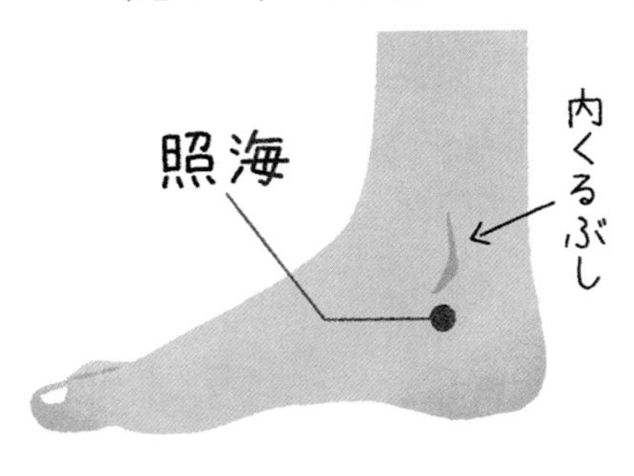

照海（しょうかい）：内くるぶしの真下にあるくぼみ

婦人科系の必須のツボともいわれる「照海」は、のぼせなどの熱っぽい症状や足の冷えにも良く、冷えのぼせを緩和してくれます。腎機能をアップさせて、冷えからくる不眠にも効果があるので、足が冷えて寝つきが悪い時に「照海」を刺激すれば、体が温まって眠りやすくなります。

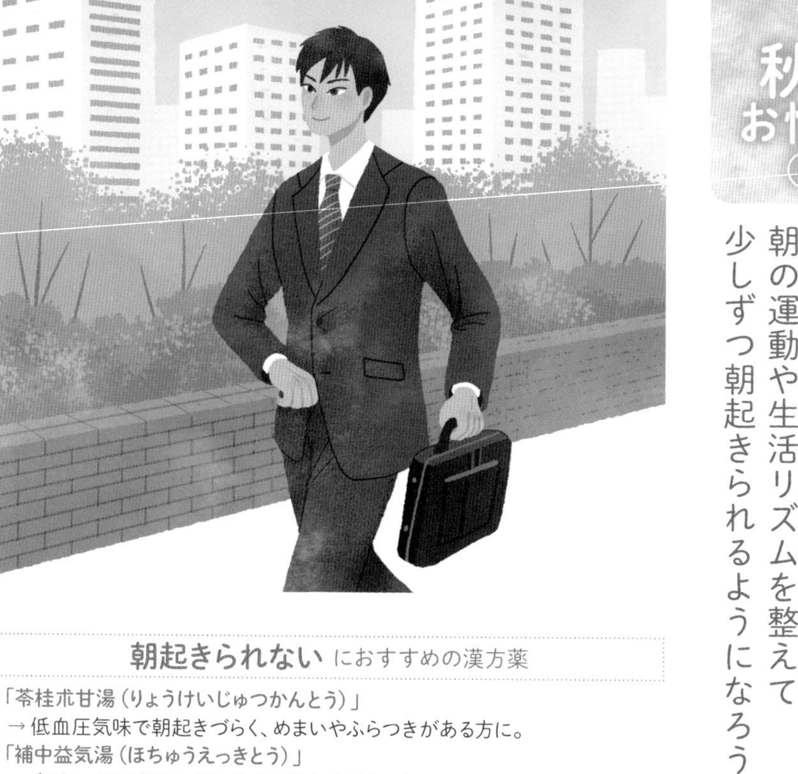

秋のお悩み③

朝起きられない

朝の運動や生活リズムを整えて少しずつ朝起きられるようになろう

朝起きられない におすすめの漢方薬

「苓桂朮甘湯（りょうけいじゅつかんとう）」
→ 低血圧気味で朝起きづらく、めまいやふらつきがある方に。
「補中益気湯（ほちゅうえっきとう）」
→ 食欲にムラがあり、疲れやすく脱力感がある方に。
「香砂六君子湯（こうしゃりっくんしとう）」
→ 気分が沈みがちで頭が重く、食欲のない方に。

体のエネルギー不足や余分な「水」がたまっているとなりやすい

朝、なかなか起きられず、起きても午前中はずっと調子が悪い……。秋は、寒暖差が大きく自律神経が乱れやすい季節。血圧の調整が上手くできないと、低血圧によって寝た姿勢から起き上がれなくなってしまう状態が続いてしまいます。学生の方は、長い夏休みの間に生活リズムが変化して、久しぶりに学校へ行き始めたら「体がだるくて起きられない」といった不調を訴えることもあります。

漢方では、「気虚」と「血虚」を兼ねた「気血両虚（きけつりょうきょ）」の方によく見られ、体の中の大事なエネルギーが不足しているため、朝に起きづらくなると考えられます。また、胃腸の働きが悪く余分な「水」がたまっている「痰湿」タイプもなりやすいです。HSPはこの「気血両虚」や「痰湿」の体質が多いため気を付けましょう。朝の運動や規則正しい生活リズムを整えていくことがまず大切です。

セルフケア ①

寝たままストレッチ

寝ている間に副交感神経がうまく働かなかったり、血液の流れが滞ったりすると、朝に目が覚めた時に体のだるさを感じやすくなります。朝起きたら布団の中で寝たままでいいので、次の運動をして体を目覚めさせましょう。

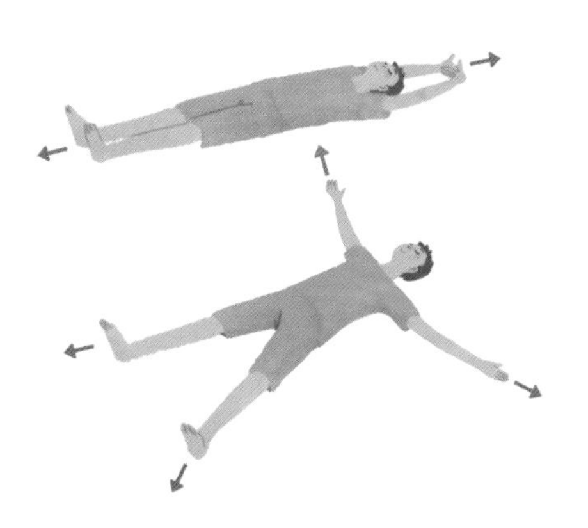

・バンザイをして上半身は上に下半身を下にのびをして、深呼吸する
・手足を「大」の字に広げ、左右にのばすように広げる
・両足をパタパタと左右に開いたり閉じたりする
・足首や手首を回したり、つま先を前に出したり引き寄せたりする

セルフケア ②

生活リズムを整える

生活リズムが変化して起きられなくなった場合は、体調と相談しながらできることから始めて、少しずつ元に戻していきましょう。

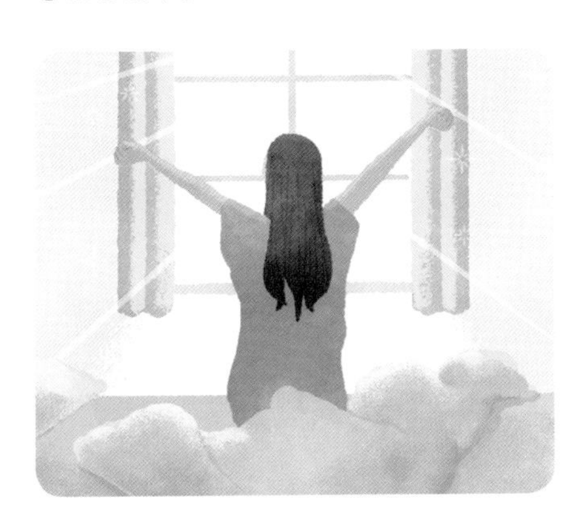

・朝起きたらカーテンを開けて、空を見上げて朝日を浴びる
・立ち上がれない時は、上半身だけでも朝の同じ時間に起こす
・寝そべりながらスマホなどを見ない。見る時は体を起こす
・眠気が高まる夕方には寝ないようにする
・体が動けるようになったら、ラジオ体操など軽い運動を日課にする
・明け方に目が覚めたら、寝不足でも二度寝しないでそのまま起きる

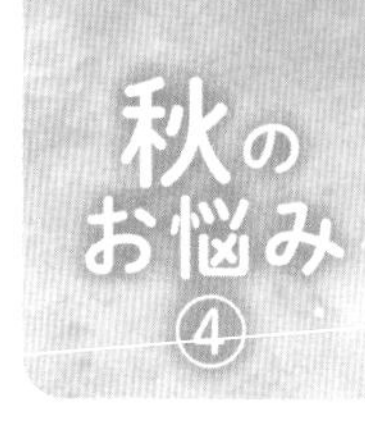

食べ過ぎ

食欲の秋。食べ過ぎる人は、日々の食事やおやつの食べ方を見直そう

食べ過ぎ におすすめの漢方薬

「柴芍六君子湯（さいしゃくりっくんしとう）」
→ ストレスに弱く、イライラすると食べ過ぎてしまう方に。
「抑肝散加陳皮半夏（よくかんさんかちんぴはんげ）」
→ イライラしているが、十分にストレスを発散できず食べ過ぎてしまう方に。
「逍遙散（しょうようさん）」
→ 生理前に特に食べ過ぎてしまう方に。

HSPはストレスからの食べ過ぎが多い

「食欲の秋」「実りの秋」と言われるように、おいしい食材が豊富に揃う秋はついつい食べ過ぎてしまうことも多いですね。秋が深まるにつれて気温が下がってくると体温を維持しようと多くのエネルギーが必要になります。冬に備えたくさん食べることでエネルギーをため込もうとするので食欲が増すのです。

漢方で食べ過ぎは「胃熱」といって、胃に熱がこもり消化機能が必要以上に活発になり食べても食べてもお腹が減ってしまうことが原因と言われています。また、ストレスにより気が滞っている「気滞」の方も、過食をしている時は一時的にストレスから離れられるのでなりやすいです。

HSPは、どちらかというと「胃熱」は少なく「気滞」による食べ過ぎの方が多いです。まずは散歩や運動などでストレスを発散し、日々の食事やおやつの食べ方についてもよく見直してみましょう。

セルフケア ①

お菓子を食べるのを自然に減らすコツ

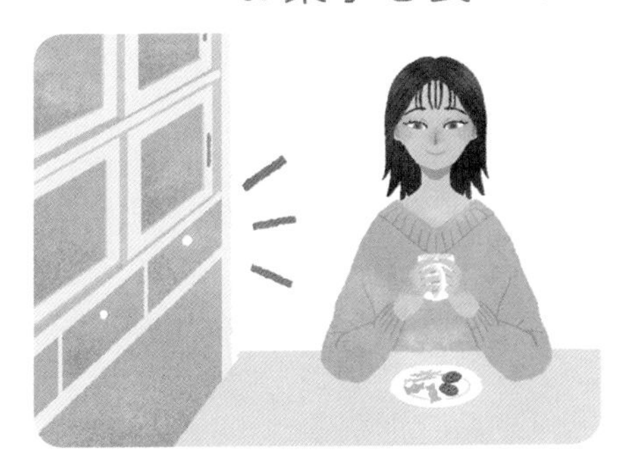

お菓子が目に入ると、ついつい食べ過ぎてしまう……そんな方は、食べる分だけお皿にのせて、残りは引き出しの奥にしまってみてください。「お菓子を食べる＝めんどくさい」と脳が感じると、自然と食べる量が減っていきます。また、お菓子はまとめ買いせずに無くなったらその都度買いに行くのもおすすめです。

セルフケア ②

かみごたえと自然の甘味があるおやつを

おやつには生クリームやチョコレートがいっぱいのものではなく、血糖値が急上昇せず腹持ちが良いナッツやドライフルーツ、自然の甘味がある秋が旬の栗やかぼちゃ、さつまいもを使ったものがおすすめです。食物繊維やミネラルが豊富で、かみごたえがあるので少量でも満腹感があり、便秘にも効果的です。

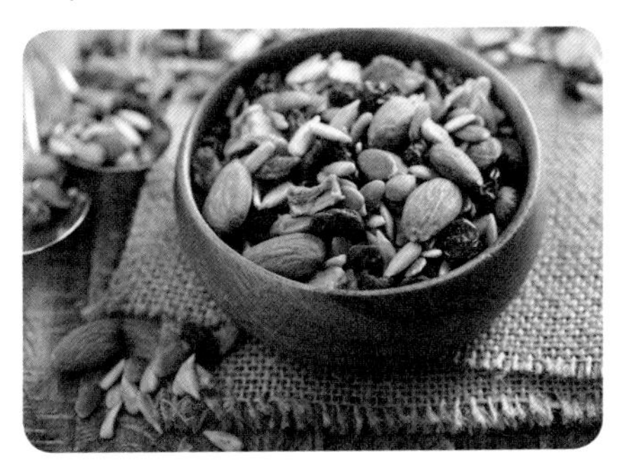

セルフケア ③

ごはんを控え過ぎないように

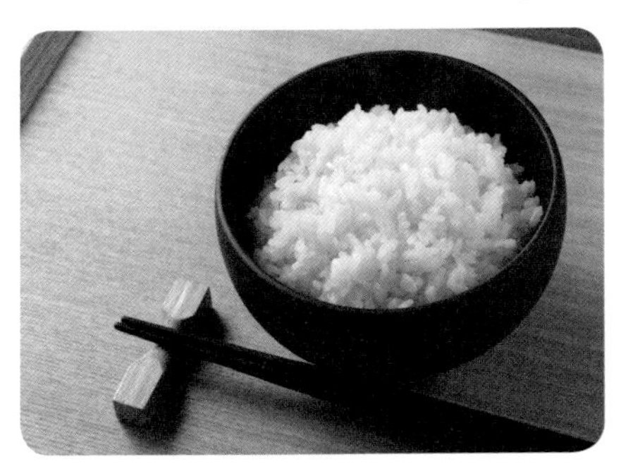

炭水化物を抜くダイエットが流行っていますが、お米は気を補い体力をつけるのでHSPにおすすめの食べ物。お米を控え過ぎると、お菓子などで手っ取り早く不足した糖分を補おうとします。食べ過ぎなければ、ご飯は実は太りにくいのです。秋は新米の季節ですので、ぜひおいしいご飯を味わってください。

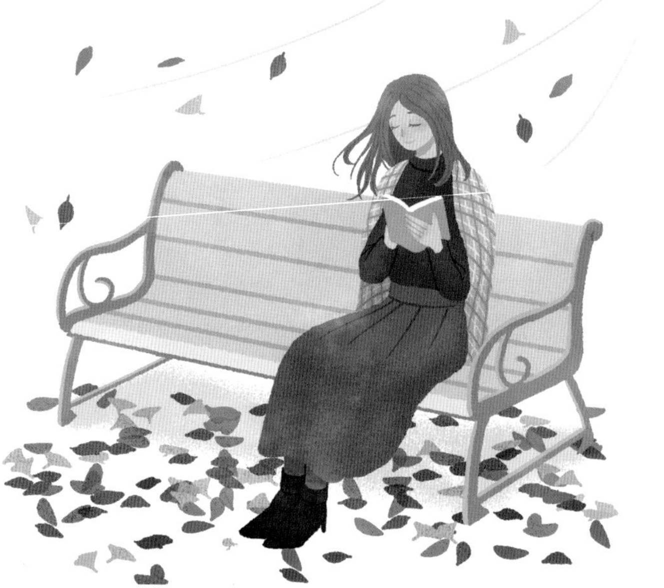

秋のお悩み⑤

咳・のどの痛み

乾燥が原因の咳やのどの痛みには体を潤す食べ物を取り入れよう

咳・のどの痛み におすすめの漢方薬

「麦門冬湯（ばくもんどうとう）」
→ のどがカサカサして渇き、咳込んでしまう時に。
「竹葉石膏湯（ちくようせっこうとう）」
→ 痰の切れにくい空咳で、顔を真っ赤にして激しくせき込む時に。
「参蘇飲（じんそいん）」
→ 激しい咳ではないが、いつまでも長引く時に。

HSPは秋の朝晩と日中の気温差に注意

蒸し暑い夏が過ぎ去って、涼しい風が心地良く感じる秋。過ごしやすい季節ではありますが、空気が乾燥して風邪を引きやすくなるので気を付けたいですね。鼻やのどの粘膜が乾いてしまうと、咳が出て止まらなくなったり、のどが腫れて痛くなったりします。秋は、朝晩と日中の気温差も大きく、それも体調を崩しやすい原因のひとつです。

漢方では、秋は体の中の潤いを失わせる「燥邪（そうじゃ）」の影響を受けやすくなると言われています。秋の五臓である「肺」は、呼吸器系ともつながっているので、咳やのどの痛みなどの症状も出やすくなります。

HSPは、気温差に敏感に反応する方が多いので、秋の朝晩と日中の気温差は特に注意が必要です。体の抵抗力が下がらないように養生をしながら、体を潤してくれる食べ物を積極的に取り入れて乾燥から身を守りましょう。

セルフケア ①

秋が旬のフルーツで「肺」を潤そう

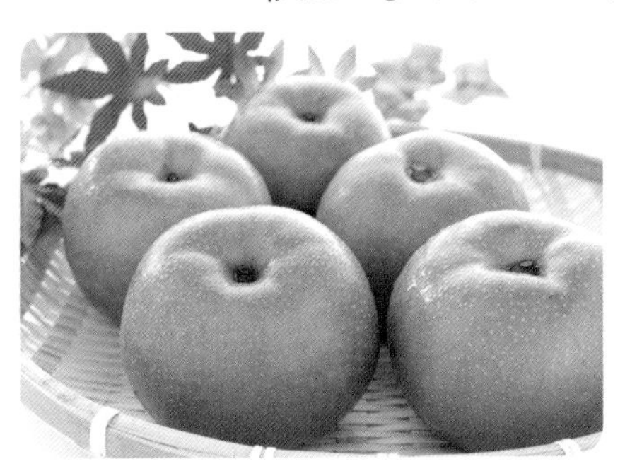

秋に旬を迎える「梨、柿、ぶどう、りんご、ざくろ」といった果物は、体を潤し乾燥による咳やのどの痛みを癒す作用があります。その中でも特に梨は「百果の宗（果物の王様）」と言われ、体を潤す作用が高い果物として重宝がられてきました。ただ、体を冷やすので、はちみつと煮て温かく食べるのがおすすめです。

セルフケア ②

アロマバスに入ってのど・鼻スッキリ

抗菌・抗ウイルス作用が高いティートリーやユーカリの精油を、天然塩に3～5滴程度垂らし、よくかき混ぜてからバスタブの中に落として、お湯につかってみましょう。深呼吸して立ち上る湯気をゆっくりと吸いこむと、のどや鼻がスッキリしますよ。微量ですが皮膚からも精油が浸透するので風邪予防にもなります。

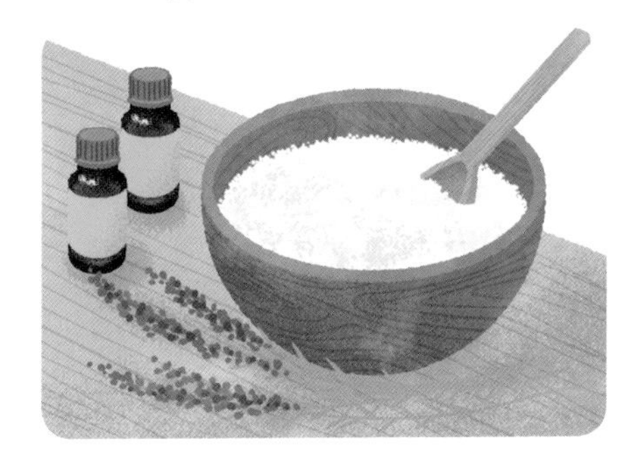

セルフケア ③

つらい咳やのどの痛みを和らげる「天突（てんとつ）」

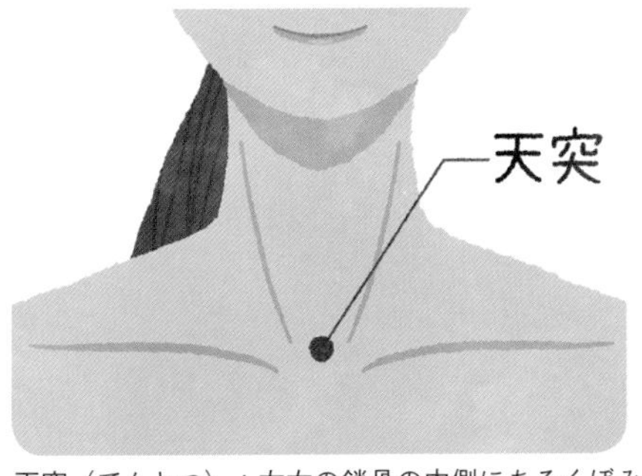

天突（てんとつ）：左右の鎖骨の内側にあるくぼみ

咳やのどの痛みの特効ツボといわれる「天突」。天突のツボがあるくぼみに指を当てて、3秒押したら3秒離すくらいのゆっくりしたペースで静かに押してください。気道に近いので、深く押し過ぎるとかえってむせてしまうことがあります。力を入れ過ぎないで軽く押しましょう。

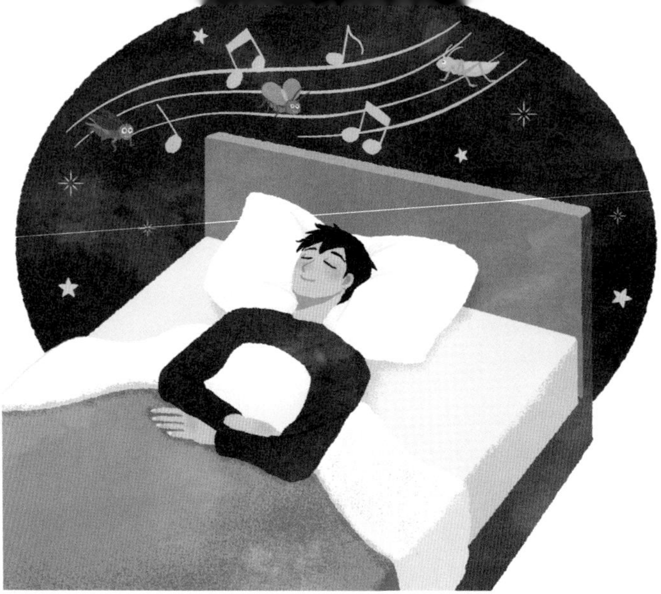

秋のお悩み⑥

寝付けない

秋の夜長、眠ることばかりを考えないで虫の声を楽しむ余裕を持ってみよう

寝付けない におすすめの漢方薬

「抑肝散加陳皮半夏（よくかんさんかちんぴはんげ）」
→ 精神的緊張が続いていて、神経が高ぶって眠れない方に。
「帰脾湯（きひとう）」
→ 眠りが浅く夢も見やすく、逆に日中は眠くて仕方がない方に。

日照時間が短くなるのが眠りに影響

秋になって日照時間が短くなり、夜の時間が長くなることを「秋の夜長」といいます。秋に不眠症が増える傾向にあるのは、日照時間が短くなることが関係しているといわれています。日照時間が短くなると、感情を安定させるセロトニンの量が減少し、眠りにも影響してきます。

漢方で不眠はさまざまな原因がありますが、HSPに多いのは精神的緊張が続いていて「肝」が高ぶって眠れない場合と、眠りが浅く不安感や動悸を伴いやすい「心脾両虚（しんぴりょうきょ）」の場合がよく見られます。

眠れない日が続くと「また今日も眠れないのではないか」と不安になり、「早く眠らなければ」と焦ってしまいさらに目が冴えてきます。「眠れなくても、横になっているので休息できている」とゆったり構えることも大事です。眠れない時は、秋の虫たちの声に耳を傾けてみるのもいかがでしょうか。

セルフケア ①

寝る前に「なつめ茶」でほっとリラックス

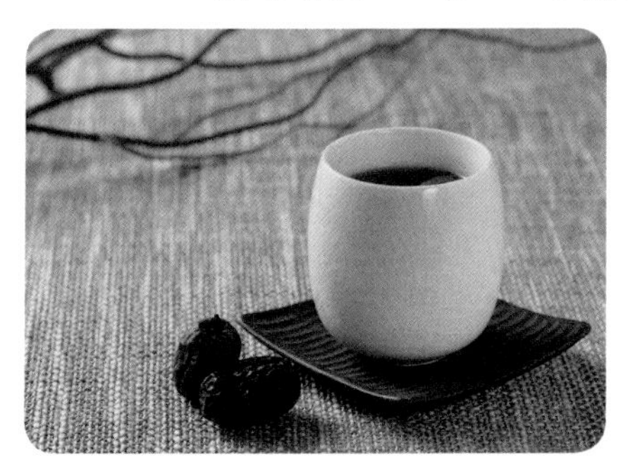

「大棗（たいそう）」という名前でさまざまな漢方薬に使われているなつめは、心身をリラックスさせて不眠にも効果がある食べ物として知られています。乾燥したなつめを水筒に入れて、お湯を注いでふたをして３時間ほど蒸らすと「なつめ茶」ができあがります。寝る前に飲むとほっとして眠りにつきやすくなります。

セルフケア ②

日中に体を疲れさせることが大事

人間の体温は、日中に高くなり、夜間になると低くなります。この差が大きいほど眠りは深くなります。現代は肉体的疲労が少なく、パソコンやスマホなどで目を酷使する神経的疲労が多くなっています。特にテレワークで運動が極端に減った方は要注意。家の中でも日中にできるだけ体を動かすことを意識しましょう。

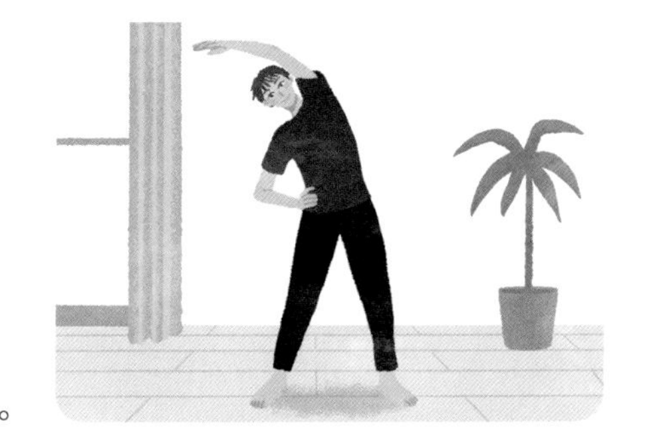

セルフケア ③

HSPは目を閉じるだけでも休息に

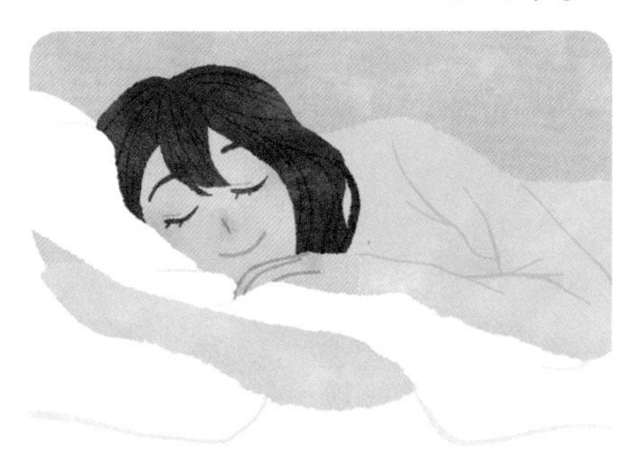

睡眠については「眠くなってから寝床に入り、寝付けないなら起きている方がよい」と言われますが、HSP は実際に眠らなくても目を閉じて休んでいるだけでも休息になるそうです。それでも眠れず心配になる時は、無理に横にならずに、本を読んで気持ちを落ち着かせたり、一度体を起こして気分転換をしましょう。

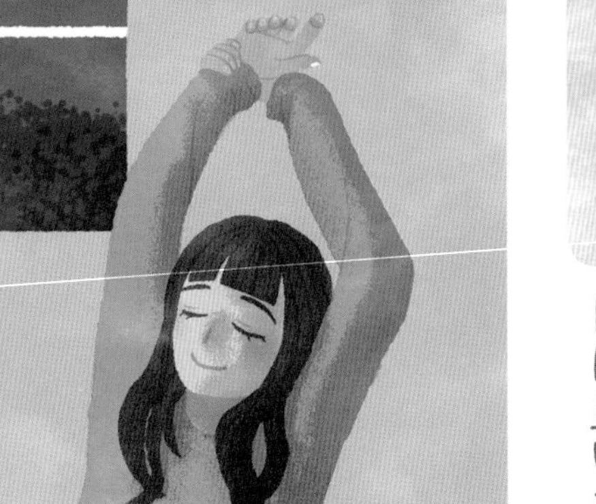

秋のお悩み⑦

目の疲れ

本を読んで目が疲れやすい人は、目に良いおやつを読書のお供に

目の疲れ におすすめの漢方薬

「杞菊地黄丸（こぎくじおうがん）」
→ 疲れ目、かすみ目、視力低下が気になる方に。
「婦人宝（ふじんほう）」
→ 血を多く消耗し、目が乾燥して疲れやすい方に。

長時間の読書で目が疲れると「血」を消耗する

夜の時間が日に日に長くなっていく秋。「読書の秋」とも言われ、本に親しむのもぴったりの季節ですね。しかし、ついつい読書に夢中になって目が疲れてしまったり、最近はスマホで電子書籍を読む方も増えていて、目を酷使しがちです。

目を使うことは「血」の消耗につながります。血が不足すると、目に十分に栄養が行き渡らず、視力の低下や疲れ目、ドライアイ、目の痛みといった症状が現れます。目の疲れは、頭痛や肩こりの引き金にもなるので、普段から目をいたわることが大切です。

HSPは、光をまぶしく感じるなど、もともと目が疲れやすい傾向があります。読書好きな方も多く、小さな活字を追うことは目の負担にもつながります。疲れたら休憩を挟むなどしながら、なるべく目を酷使しないように心がけて、秋の読書を楽しみましょう。

セルフケア ①

目に良いクコの実やブルーベリー

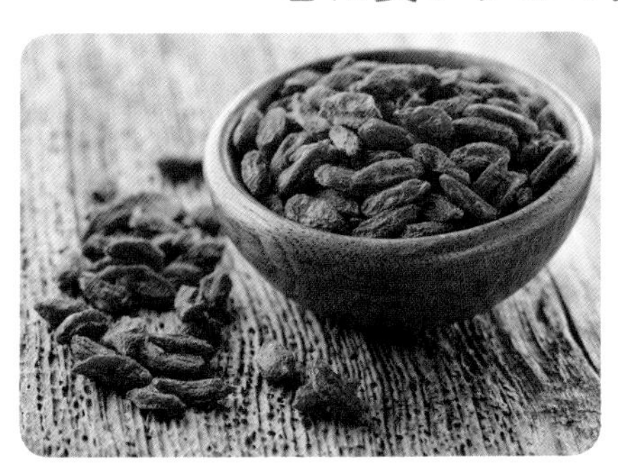

漢方の生薬にも使用されるクコの実は「食べる目薬」とも言われ、血行を良くして目の疲れを解消してくれます。ブルーベリーも目に働くアントシアニンが豊富で、眼精疲労やドライアイ、かすみ目、視力低下などに効果があります。どちらもそのまま食べられるので、読書のお供にいかがでしょうか。

セルフケア ②

疲れ目にカモミールティーのアイパック

眼精疲労におすすめの飲み物は、菊花茶やカモミールティーです。飲み終わったティーパックも捨てないでくださいね。肌に触れられるくらいの温度になったらティーパックを目の上に当てましょう。菊花やカモミールには眼精疲労の改善や、リラックス効果・鎮痛作用があります（キク科アレルギーの方は控えてください）。

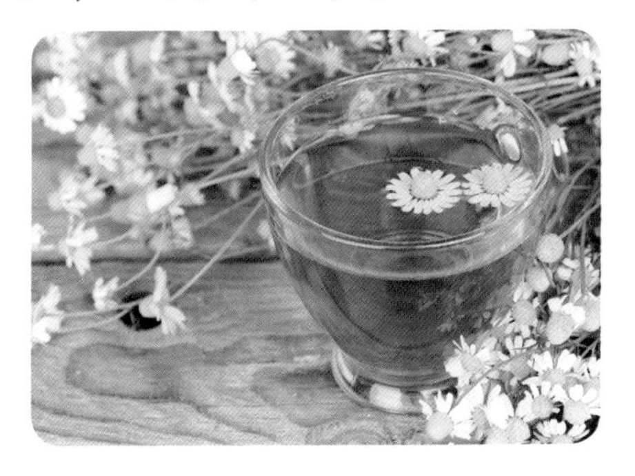

セルフケア ③

疲れ目におすすめのツボ

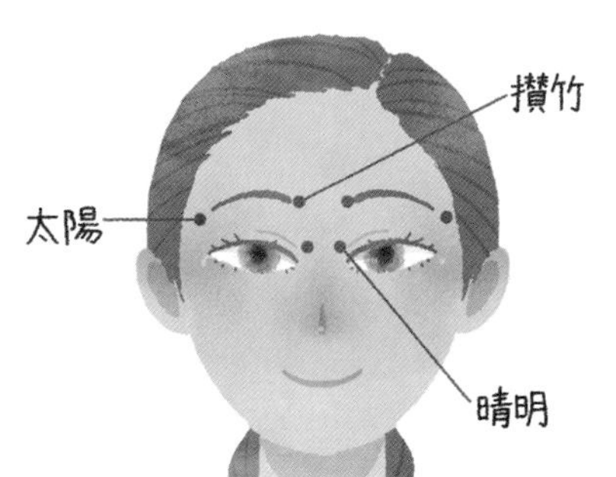

目の周りには目に効くツボが集まっています。読書をして目が疲れたら休憩して、疲れ目に効くツボを押しましょう。

攅竹（さんちく）：眉頭の内側にあるくぼみ
晴明（せいめい）：目頭の先端のくぼみ
太陽（たいよう）：こめかみの下のくぼみ

秋のお悩み⑧

落ち込み

心と体をケアして、秋に気持ちが落ち込み過ぎるのを防ごう

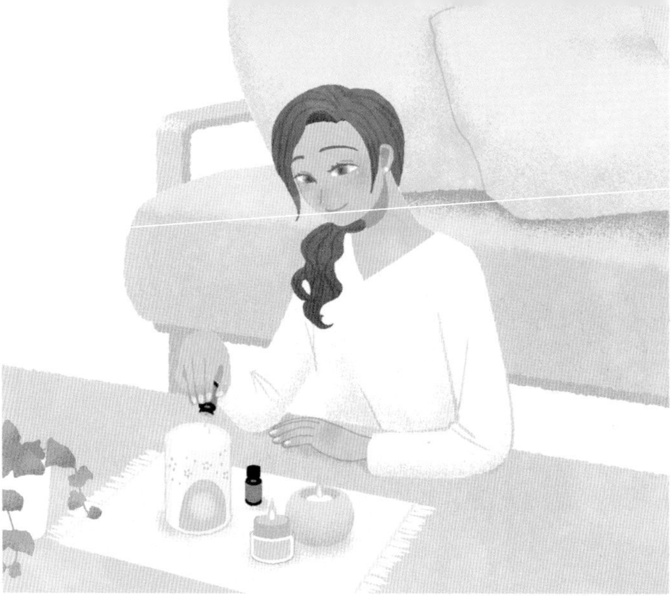

落ち込み におすすめの漢方薬

「帰脾湯（きひとう）」
→ 食欲がなく、体の疲れが精神にまで及んでいる方に。
「香砂六君子湯（こうしゃりっくんしとう）」
→ 気分が沈みがちで、胃腸が弱く食欲不振がある方に。
「半夏厚朴湯（はんげこうぼくとう）」
→ 何かと不安で憂うつ感を持ちやすく、のどに異物感がある方に。

秋は「悲しみ」や「憂い」の感情を抱きやすい季節

なんだか気持ちが落ち込みやすい、何度もため息をついてしまう……。夏は気持ちが外に向かって開放的だったのに、秋になると気持ちがだんだん内向きになって、物事をついネガティブにとらえがち。秋は季節の変わり目で寒暖差が激しく、自律神経のバランスの乱れは、メンタルにも大きな影響を与えます。

漢方でも、秋は「悲しみ」や「憂い」の感情と結びついていて、気持ちが落ち込みやすくなる季節と言われています。また、秋は五臓で「肺」の季節なので、「肺」の働きが良くない人は悲しみの感情を抱きやすく、呼吸も浅くなりため息もつきやすくなります。

HSPは感受性が豊かなため、だんだんと日が短くなり、秋風に吹かれ落ち葉が散る街の風景を見て、しんみりと物悲しい気分になってしまう方も……。心と体をケアして、気持ちが落ち込み過ぎるのを防ぎましょう。

セルフケア ①

憂うつを忘れさせてくれる「金針菜（きんしんさい）」

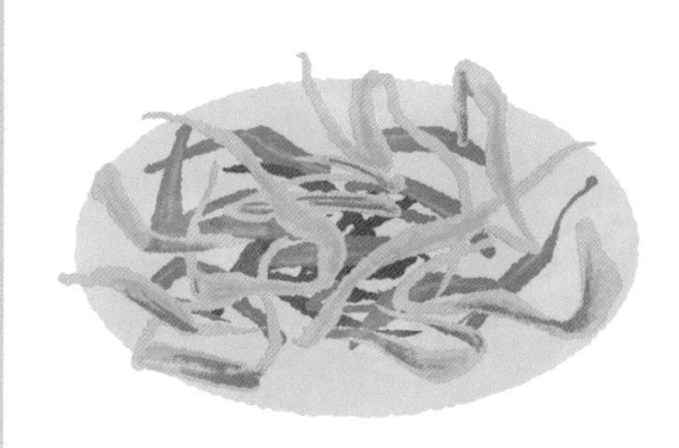

金針菜には「忘憂草（ぼうゆうそう）」という別名があり、その名のとおり憂いや悲しみを忘れさせてくれる食材と言われています。気の流れを良くして、気持ちの落ち込みや憂うつを解消し、精神を安定させてくれます。炒め物、スープやみそ汁の具などに使えますが、体を冷やす作用があるため、冷え症の人は控えめに。

セルフケア ②

自律神経を整えてくれる「ネコの背伸びのポーズ」

ネコが背伸びをするように両手と背中を伸ばす「ネコの背伸びのポーズ」は、自律神経を整える効果があるので、気分が落ち込んでいる時におすすめです。朝起きてすると血流が良くなって体がスッキリし、夜寝る前にすると心身がリセットされて良い眠りに導いてくれます。日ごろから日課にするとよいでしょう。

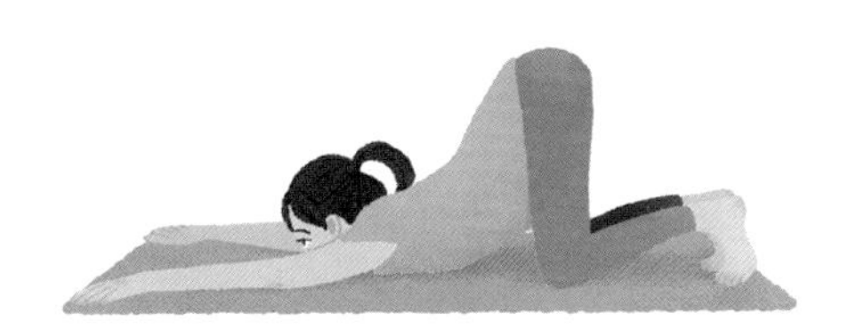

セルフケア ③

寝る前に感謝の気持ちを紙に書こう

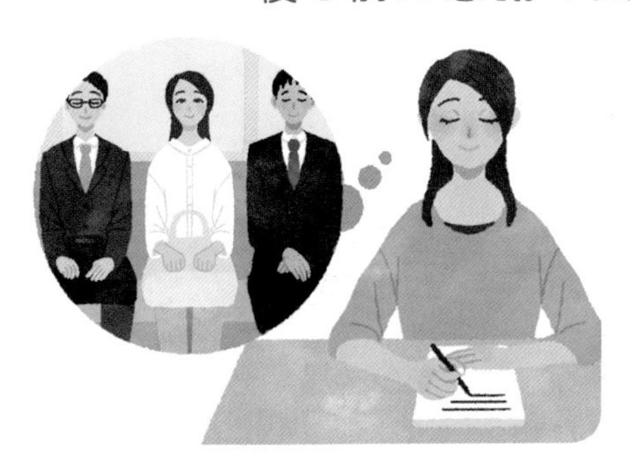

感謝の気持ちを紙に書くことは、幸福度が上がり心身に良い影響を与えてくれます。内容は「朝の電車で座ることができた」など身の回りで起こった小さな出来事でも構いません。寝る前に一日を振り返って感謝できることを探して書いてみましょう。毎日、継続していくことで気持ちが少しずつ前向きになっていきますよ。

秋のお悩み⑨

便秘

毎日のマッサージや筋トレで、排便リズムを整えよう

便秘 におすすめの漢方薬

「補中益気湯（ほちゅうえっきとう）」
→ 胃腸が弱く、元気がない方の便秘に。
「麻子仁丸（ましにんがん）」
→ ウサギのふんのようにコロコロした硬い便に。
「婦人宝（ふじんほう）」
→ 血の不足のため潤いがなくなり、便が硬くなってしまう方に。

ＨＳＰは必要なものが不足して便秘に

秋になって、外が寒くなり乾燥してくると便秘になる方が増えてきます。秋は、五臓で言うと「肺」にあたります。「肺」と「大腸」は密接な関係なので、秋は乾燥して便秘が悪化しやすい季節と言えます。

ＨＳＰの中には、市販の「漢方便秘薬」を飲んで、ますます便秘が悪くなる方がいます。それらの多くは、体に余分なものが停滞し便秘になるタイプの方が用いると効果があります。逆に、体に必要なものが不足し便秘になるタイプの方が用いると、体が冷えて腸の働きがますます悪くなり、便秘が慢性化する可能性があります。ＨＳＰは、必要なものが不足して便秘になるタイプが多いため注意が必要です。

長期にわたる便秘は、排便時間も長くなり肛門に大きな負担をかけてしまいます。運動やマッサージで、排便リズムを整えていきましょう。

セルフケア ①

乾燥した便秘におすすめの「便秘解消ドリンク」

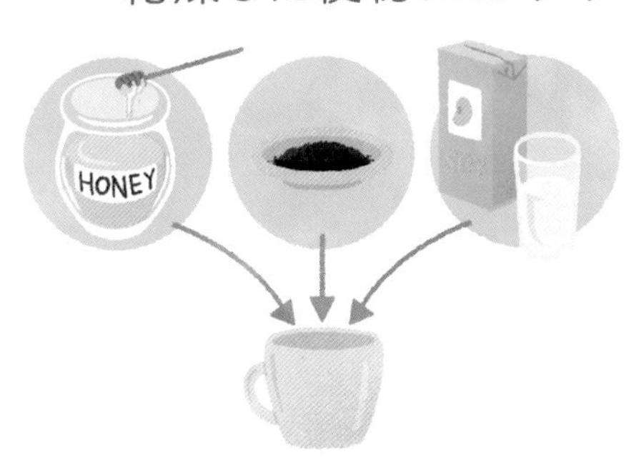

はちみつ・黒ごま・豆乳は、腸に潤いを与える作用があるので、乾燥が原因の便秘におすすめです。まず、はちみつと黒ごまを練ります。次に豆乳を温めて、それにはちみつと黒ごまを練ったものを混ぜると「便秘解消ドリンク」ができます。冷え症の人は、体を温めるシナモンをプラスするとより良いでしょう。

セルフケア ②

腸を刺激する「の」の字マッサージ

便秘の時は、腸の動きが鈍くなっているのでお腹をマッサージして腸を刺激しましょう。お腹の上に両手の手のひらを重ねて置き、時計回りに「の」の字を描くようにマッサージしてみてください（反対回りだと腸の動きと逆行してしまうので注意）。朝起きた時と夜寝る前に布団の上でマッサージすると効果的です。

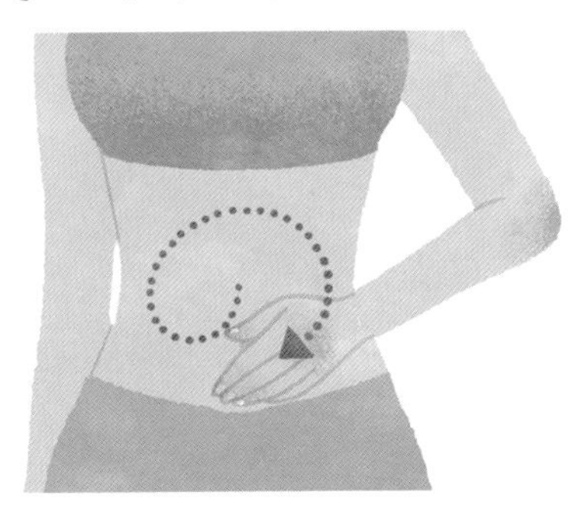

セルフケア ③

便秘解消には腹筋が大事

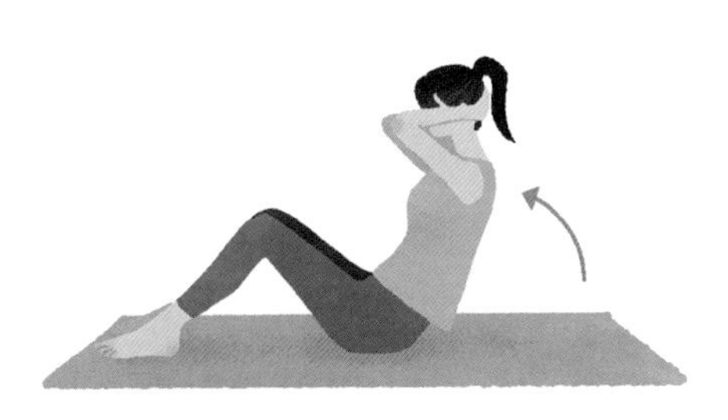

腹筋が弱いと腸のぜん動運動が不十分になるので便秘になりやすいです。排便する時に肛門に圧力をかけていきむためにも腹筋は必要です。軽い筋トレで腹筋を鍛えましょう。仰向けに寝た状態で両膝を立て、お腹に力を入れて上半身を起こし、10秒くらいキープしてゆっくり戻します。毎日10回程度、続けていきましょう。

秋のお悩み⑩

乾燥肌

秋の乾燥は、お肌の大敵 しっかりと保湿を心がけよう

しっとりすべすべ!

乾燥肌 におすすめの漢方薬

「当帰飲子(とうきいんし)」
→ 皮膚がかさかさ乾燥して、かゆみの強い皮膚病に。
「婦人宝(ふじんほう)」
→ 血の足らない「血虚」体質の乾燥肌に。

HSPにみられる敏感肌も乾燥が大きな原因

寒くなり出した秋は、お肌の乾燥に悩む方も多いのではないでしょうか。外の空気が乾燥しているのに加えて、暖房で部屋の中もカラカラに乾燥しています。肌がカサカサしたり、白く粉をふいたり、かゆみが出てきたり……。乾燥肌の症状が出やすい状態になります。

漢方では、乾燥肌はそのような外的要因とは別に、体質にも原因があると考えます。「皮膚は内臓の状態を表す」とも言われ、体質的には血が足らない「血虚」が乾燥肌の原因のひとつに挙げられます。

HSPは、紫外線、化粧品、外気中のほこりなどで皮膚トラブルを起こしやすく、多くの人には刺激にならない物質に対しても敏感に反応してしまう敏感肌の方がみられます。敏感肌の原因には乾燥も大きく関わっているので、しっかりと保湿をしてお肌の乾燥対策を心がけましょう。

セルフケア ①

刺激の少ない保湿クリーム「ワセリン」

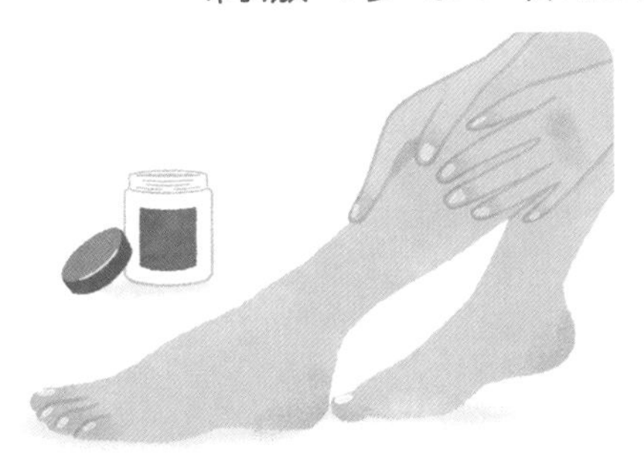

ワセリンとは、石油から作られた保湿剤。天然成分のため肌に優しく、赤ちゃんから大人まで使うことができます。不純物はほとんど取り除かれていて刺激が少ないのもHSPには嬉しいポイント。皮膚を保護してくれるので、ボディクリームはもちろん、くちびるの荒れ、硬くなったかかとのケアなどにも重宝します。

セルフケア ②

吸湿発熱効果のある肌着が合わない人も

吸湿発熱効果のある肌着が多く出回っていますが、乾燥肌や敏感肌の人が着ると、肌の乾燥が悪化したりかゆくなったりすることがあります。くっきりと肌着の形に肌が赤くなっていたら、その素材は気を付けた方がいいかもしれません。化学繊維の肌着が合わない場合は、綿やシルクなど自然素材の肌着を試してみましょう。

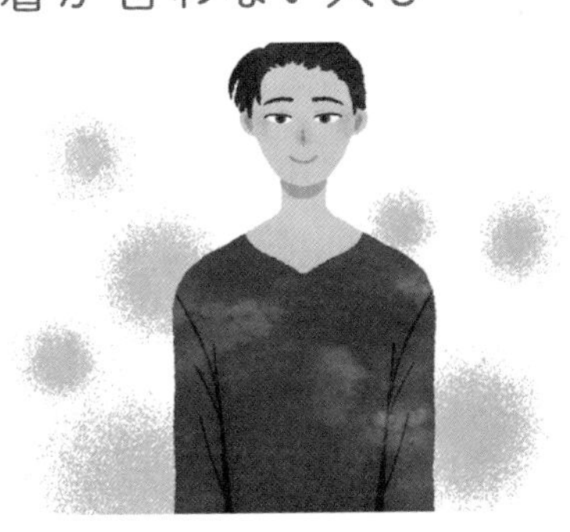

セルフケア ③

乾燥しやすい秋の入浴剤に「はちみつ風呂」

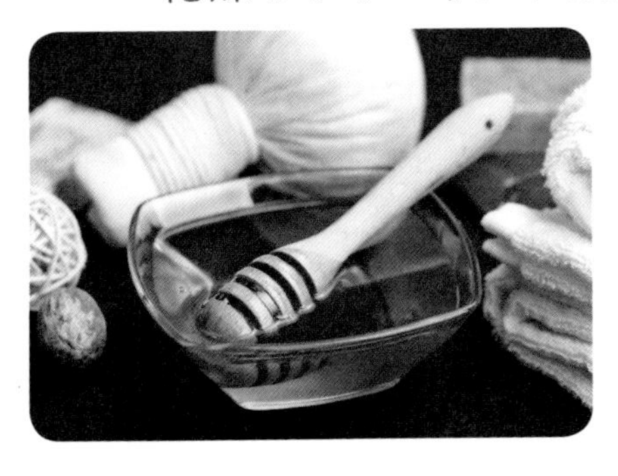

保湿効果のあるはちみつは、肌が乾燥しやすい秋にぴったり。入浴剤の代わりに、バスタブに大さじ2～3杯ほどのはちみつを入れるだけで「はちみつ風呂」になります。べたつきそうに思うかもしれませんが、肌の潤いを高める効果や殺菌作用がありますので、湯上がりの後の肌はしっとりすべすべになります。

Column 05

スイーツがだんだんと減っていく謎

女性の方は、生理前になると甘いものが無性に欲しくなる方もいらっしゃるのではないでしょうか。スイーツと言えば、私は学生のころケーキ屋さんでアルバイトをしていて、いつもお土産にケーキをもらえるのが本当に楽しみでした。しかし、振り返ってみるとそのころは生理痛や冷え症、肌荒れがひどかったような気がします。漢方を勉強して分かるのですが、甘いものをたくさん摂ったことにより、血の流れが滞った「瘀血（おけつ）」体質になっていたのでしょう。

その後、体調を崩し婦人科に行って診てもらうと、その時の先生が東洋医学に詳しい方で漢方薬の説明とともに「このままでは体調が悪くなる一方だから、今すぐ甘いものは止めなさい」とアドバイスをいただきました。はじめは甘いものを摂らない生活は苦しかったですが、日にちが経つにつれだんだんとたくさん食べなくても大丈夫になっていきました。それは、体に不足しているものを漢方薬で補うことによって甘いもので補う必要がなくなったからだと思います。

当店に来られるHSPのお客さまも同じで、「漢方薬を服用するまではスイーツやスナック菓子などを欲しくてたまらなかったけれど、以前ほど欲しくはなくなった」と言われる方が多いです。とても不思議なのですが、きっと体調が整ってきて自分の体が適切な量を教えてくれるからなのでしょうね。

Part 6
冬

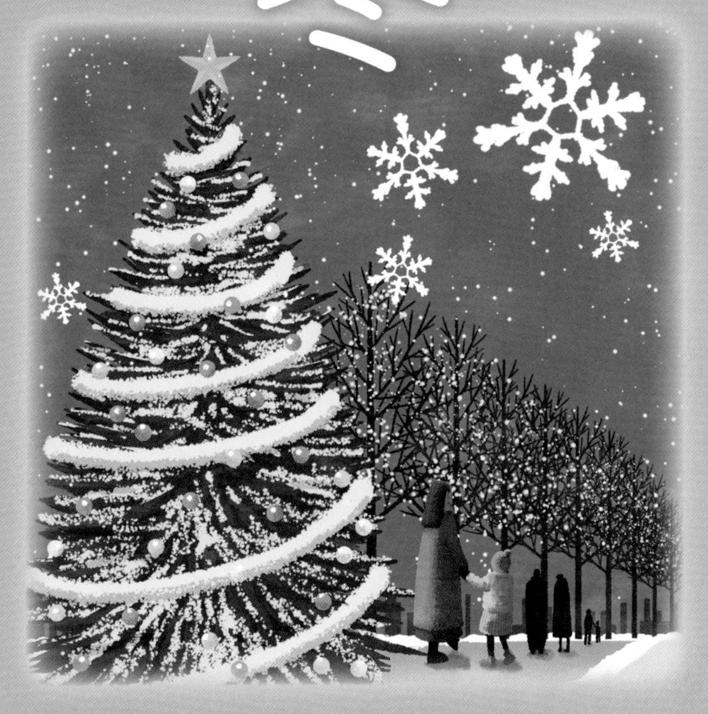

木枯らしが冷たく、寒さが一層厳しくなる冬。夏とは対照的に、冬はあまり活動的にならずにゆっくりと静かに過ごして体力を蓄える季節です。とにかく冬は寒さから体を守ることが大切。食べ物は、生ものは避けて煮物やなべ物など火を使った料理にしましょう。手足が冷えやすい方は、湯たんぽやお灸などで温めて血の巡りを良くするのがおすすめです。乾燥と寒さで免疫力も下がりやすいので、風邪対策も万全にしましょう。

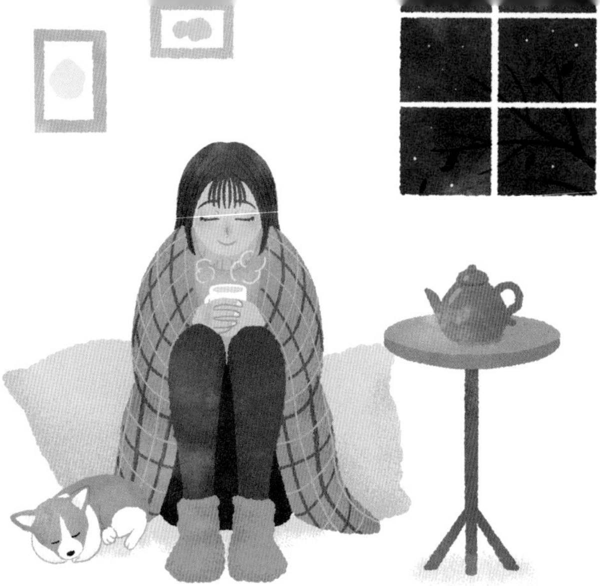

冬のお悩み①

冷え症

冷えは万病のもと
生活の中で体を温めることを意識しよう

冷え症 におすすめの漢方薬

「人参湯（にんじんとう）」
→ お腹が冷えやすく、よく下痢をする方に。
「当帰四逆加呉茱萸生姜湯（とうきしぎゃくかごしゅゆしょうきょうとう）」
→ 体の末端が冷えて、しもやけになりやすい方に。
「婦人宝（ふじんほう）」
→ 血虚の症状があり、慢性的な冷えでお悩みの方に。

漢方では冷え症は病気として扱われる

寒さが厳しい冬は、冷え症の方にとっては一番苦手な季節かもしれませんね。「お腹が冷える」「手足が冷える」「冷えると下痢になる」「冷えると肩がこる」など、冷えの感じ方は人によってさまざまです。

西洋医学で冷え症はあまり問題にされず、病気としても扱われませんが、漢方では冷え症は立派な病気のひとつとしてとらえ、ほかの病気の引き金にもなるとして重要視されます。冷え症の原因は主に、①胃腸機能の低下からくるもの、②血行不良からくるものが挙げられ、①の場合は体全体が冷え、②の場合は手足が冷えるのが特徴です。

HSPは、胃腸の働きが弱い方が多いので①の冷え症になりやすいですが、女性は②の冷え症の方もよく見られます。体を温めることは健康を維持していく上でとても大事ですので、冬だけでなく継続して養生していきましょう。

セルフケア ①

体を芯から温める「よもぎ風呂」

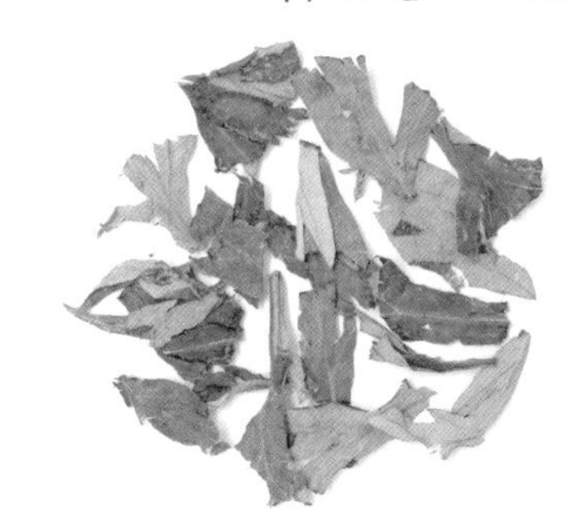

体を温める生薬に「艾葉（がいよう）」があります。艾葉とは「よもぎ」のことでお灸のもぐさにも使われています。乾燥よもぎをお茶の紙パックなどに入れて、浴槽でよく揉むと「よもぎ風呂」ができあがります。自然の葉っぱなので肌に優しく、体の芯からポカポカ温まりますよ。よもぎ入りの入浴剤でも OK です。

セルフケア ②

コーヒーや紅茶はカフェインレスを選ぼう

カフェインには血管収縮作用があるので、体の冷えや生理痛がひどい人はなるべく避けましょう。特に、HSP はカフェインに反応しやすいので要注意です。コーヒーや紅茶を頻繁に飲んでいる方は、カフェインレスやデカフェがおすすめです。お茶もルイボスティーなどカフェインが入っていないものを選びましょう。

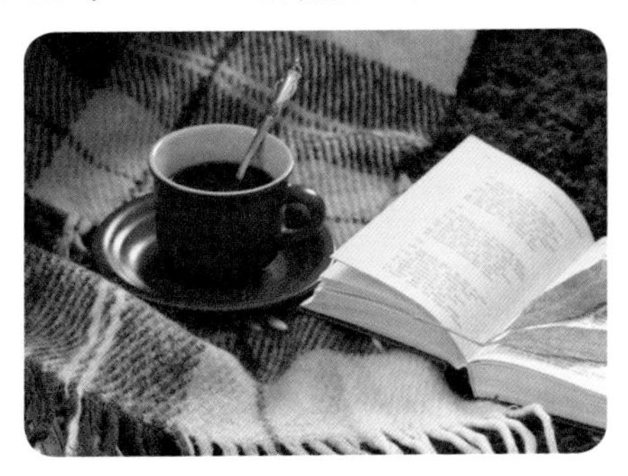

セルフケア ③

体が冷えて眠れない時に「湯たんぽ」

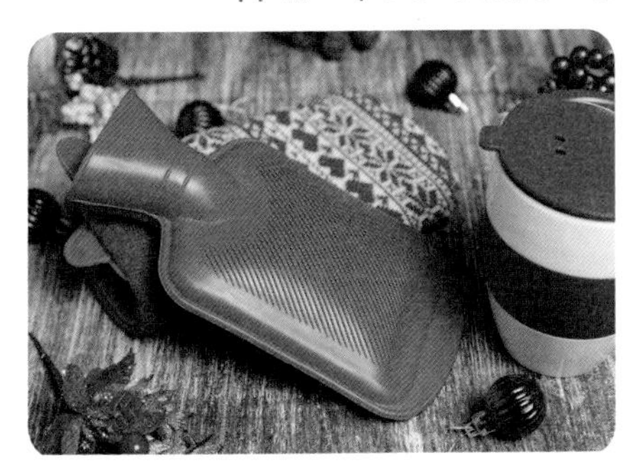

夜、体が冷えて眠れなかったり、冷えて目が覚めてトイレに行く方におすすめのアイテムが湯たんぽです。湯たんぽは、電気毛布に比べて体をじんわりと温めてくれて、肌が乾燥する心配もありません。昔は金属製でしたが、今は樹脂製で軽くなり可愛いカバーもあるのでお気に入りのものを探してみてはいかがでしょうか。

冬のお悩み②

風邪

風邪は引き始めが肝心！
違和感を察知して早めに対処しよう

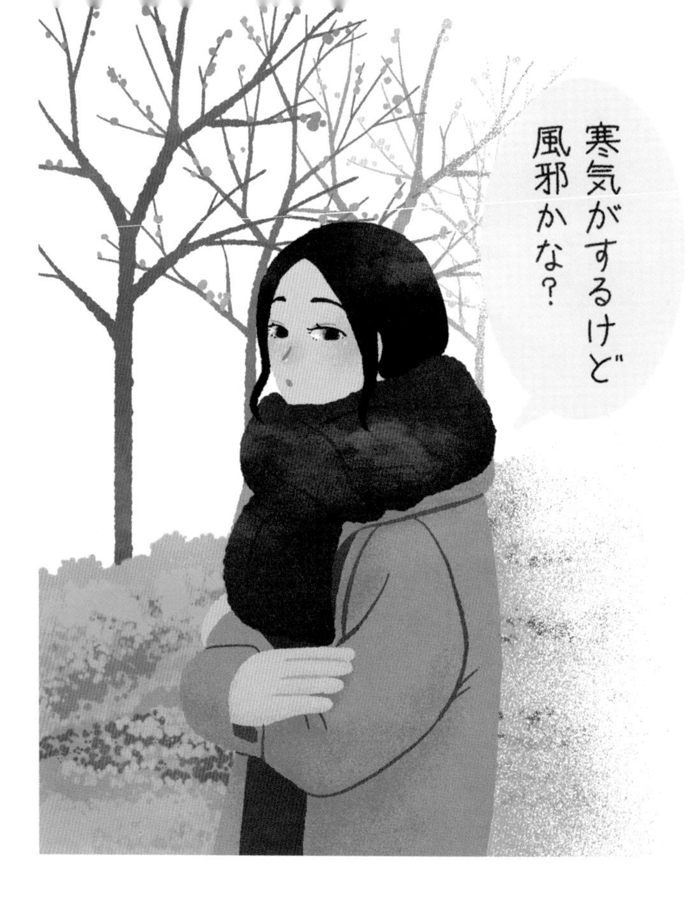

風邪は「風寒」と「風熱」のタイプがある

風邪は、季節に関係なく引くものですが、一年のうち最も冬がかかりやすくなります。冬になると空気はカラカラに乾燥し、ウイルスはそうした環境を好むことと、気温が低くなることによって体の抵抗力が落ちてしまうのが原因と言われています。

漢方をあまり知らなくても風邪の時は「葛根湯」を飲む方がいるかもしれませんね。漢方で風邪は大きく「風寒（ふうかん）」と「風熱（ふうねつ）」に分けられます。葛根湯は「風寒」の風邪には合いますが、「風熱」の時には悪化することもあり、胃腸の弱い方にはあまり向いていません。

ＨＳＰは「気＝体のバリア」が少ない方が多いので、毎年冬になると風邪を引きやすい傾向にあります。風邪は引き始めが肝心です。背中のゾクゾク感やのどの痛みなど、ＨＳＰはちょっとした体の違和感を察知しやすいので、その長所を生かして早めに対処しましょう。

セルフケア ①

「風寒」タイプ

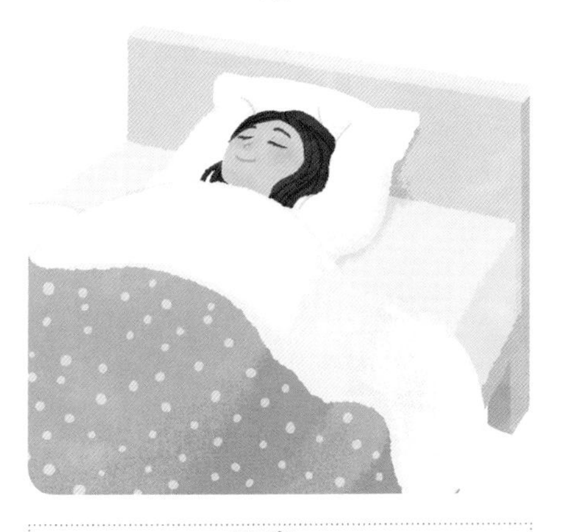

風寒に
おすすめの漢方薬

「麻黄附子細辛湯（まおうぶしさいしんとう）」
→ 体力が虚弱な方の冷えとだるさを伴う風邪に。

「症状」

- 悪寒が強い、背すじが寒い
- 発熱は軽い
- 汗は出ないか、じわじわ出る
- 口は乾かない
- 頭痛や関節痛がする
- うすい水のような鼻水が出る
- 舌の苔が白い

「対処法」

体を温める食べ物を食べましょう。しょうが、長ねぎ、青じそ、こしょう、山椒、にんにく、シナモンなどを使ったスープやおかゆがおすすめです。食べて体が温まったら布団をかぶり、やや汗をかくと良いでしょう。生ものや冷たいものは控えてください。

セルフケア ②

「風熱」タイプ

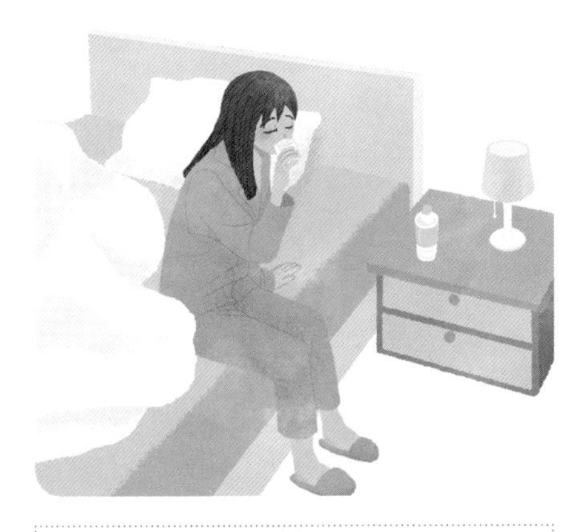

風熱に
おすすめの漢方薬

「銀翹散（ぎんぎょうさん）」
→ のどが赤くはれて痛む、熱っぽい風邪に。

「症状」

- 体や顔が熱い、悪寒は軽い
- 高熱が出る
- 汗が出る
- 口が渇く
- のどが痛い
- 黄色く粘ったたんや鼻水が出る
- 舌の苔が黄色い

「対処法」

体の熱を冷まし炎症を抑えましょう。大根、トマト、きゅうり、冬瓜、緑豆、ミントなど、体を冷やしてくれる食材を摂り入れるのがおすすめです。水分をこまめに補給してのどに潤いを与えましょう。「風寒」に書いてある体を温める食材は避けてください。

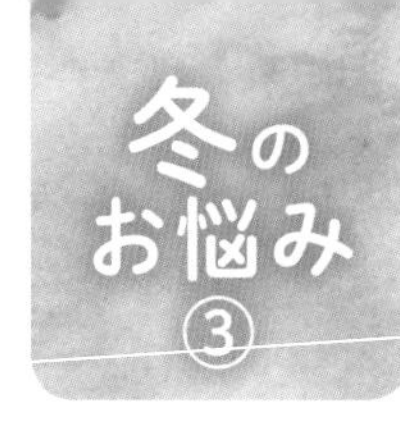

風邪の後、体調が戻らない

風邪の治りかけは慌てないで
ゆっくりと元に戻していこう

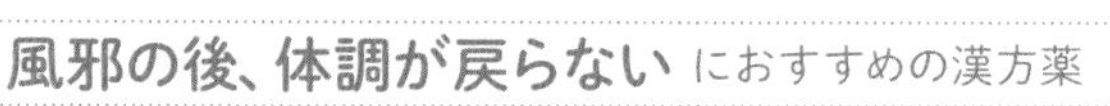

「参蘇飲（じんそいん）」
→ 普段からあまり体が丈夫でなく、胃腸の弱い方が風邪を引いた時に。
「竹葉石膏湯（ちくようせっこうとう）」
→ 風邪の後に残るいつまでもしつこい咳に。
「麗沢通気湯加辛夷（れいたくつうきとうかしんい）」
→ 風邪の後、においが分からない嗅覚障害に。

胃腸が弱いと風邪の後に体力が戻りにくい

気温が低くなり空気が乾燥する冬は、風邪の流行期を迎えます。また、同時にこの季節は「風邪にかかった後に、なかなか体調が戻らない」というお悩みが増えます。病院で薬をもらって熱も下がりいったんは症状が落ち着いたものの、その後ずっと「体がだるい、頭痛がする、食欲が戻らない、味覚や嗅覚がおかしい、咳だけが取れない」などの体調不良が続いているというものです。

漢方では、「気虚」の方がなりやすいと考えられています。高熱や咳が出て体力を使ってしまったところに、普段飲み慣れていない治療薬を服用すると、胃腸が弱い気虚の方は「気＝エネルギー」の貯金がますます少なくなってしまいます。

HSPは、この「気虚」タイプが多いので、風邪の後の養生はとても大事です。治りかけの時こそ無理をせずに体力の回復にあてましょう。

セルフケア①

風邪の治りかけの養生法

- やわらかいご飯やおかゆ、うどんなど消化の良いものを食べる
- なるべく薄味にして、食べ過ぎない
- 揚げ物や味の濃いもの、スイーツなど消化の悪いものは控える
- アルコール類は良くなるまで我慢
- 長風呂や熱過ぎる風呂は避ける
- 不要不急の外出はやめ休養にあてる

熱が下がって風邪が治ったように見える時も、体の中はまだ熱がこもっていることが多いです。「スタミナをつけないと！」と思って、食べ過ぎると逆効果になることも。消化の良い薄味の食事でだんだん体を慣らしていき、スタミナ料理は完全に治ってから食べるようにしましょう。外出時は人混みを避け、家では睡眠を取るなど休養にあてましょう。

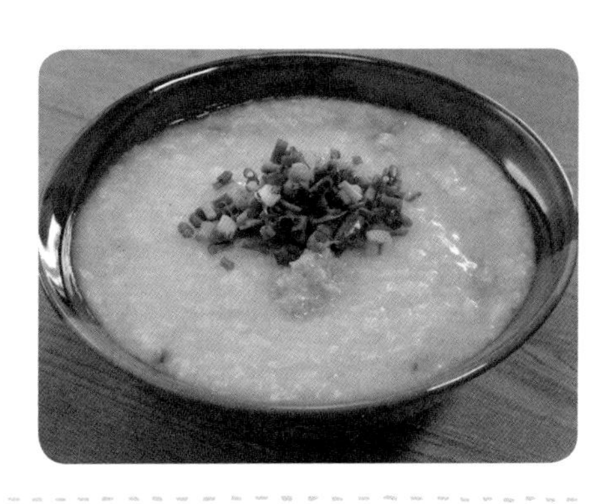

セルフケア②

風邪の予防にも使える「板藍根（ばんらんこん）」

中国では、古くから風邪やインフルエンザの常備薬として利用されてきた「板藍根」。菌やウイルスによる感染症を予防する効果があり、「漢方の抗生物質・抗ウイルス薬」としても知られています。日本では、板藍根は食品として扱われ、エキス顆粒、トローチやのど飴、お茶などで購入することができます。

普段から常備しておいて「風邪かな？」と感じた時から、風邪が完全に治るまで飲むとよいでしょう。のどが痛い場合は、ぬるま湯に板藍根の粉を溶いて、ガラガラとうがいをして飲み込むのもおすすめです。風邪が流行する季節には普段から服用しておくと予防にもなります。

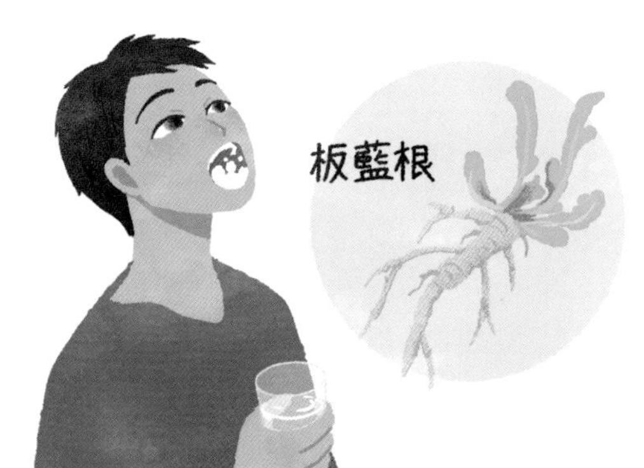

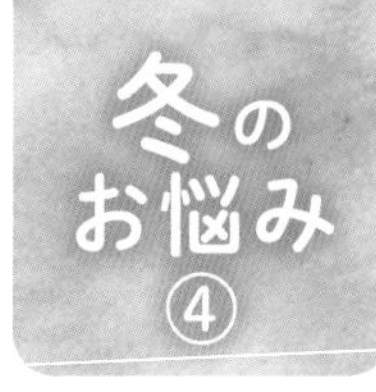

肩こり

寒さで体がこわばりやすい冬は、血行を良くする運動を習慣にしよう

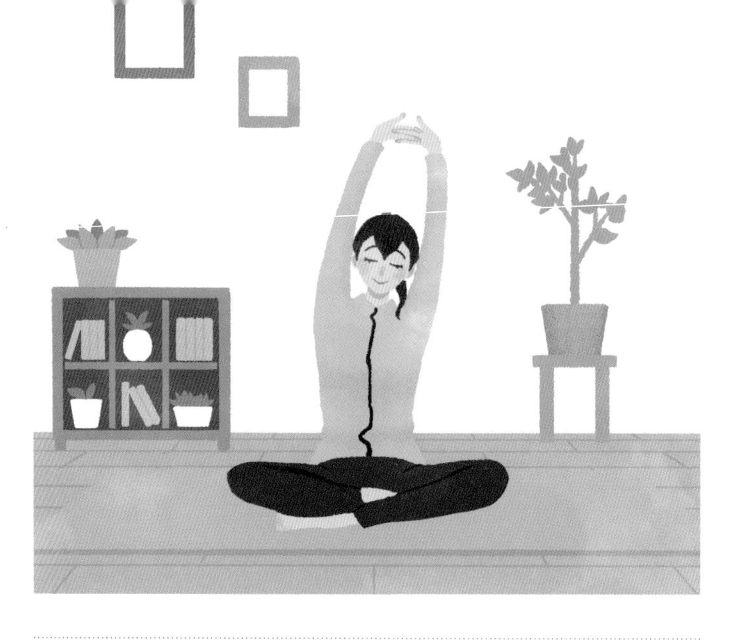

肩こり におすすめの漢方薬

「独活葛根湯（どっかつかっこんとう）」
→ 肩こりのファーストチョイス。重だるさを伴うがんこな肩こりに。
「芎帰調血飲第一加減（きゅうきちょうけついんだいいちかげん）」
→ 冷えて気や血の巡りが悪くなっている方の肩こりに。
「婦人宝（ふじんほう）」
→ 目を長時間使うなど、血の不足からくる肩こりに。

「寒邪」の侵入が冬の肩こりの原因

寒い日に外へ出ると、体がぎゅっと縮こまってしまいますね。体がこわばりやすい冬は、寒さによって筋肉の血流が悪くなり、疲労物質が血管に滞ることで筋肉のこりや痛みを引き起こしやすくなります。

漢方で冬は「寒邪（かんじゃ）」の影響を受けやすいと言われています。寒邪の特徴に「滞って痛む」があります。寒邪が体内に入ってくると、気や血が滞って血行不良になり痛みが出てきます。そして、もうひとつの特徴に「収縮」があります。寒邪は、体を収縮させて動きを鈍くさせ、血行を悪くします。寒い日のストレッチは、体が硬くて伸びにくいですね。

HSPは「気」が不足がちで体のバリアが薄いので、「寒邪」にも侵入されやすくなります。寒さで運動する気になれないかもしれませんが、家の中でもできる簡単な運動を習慣にして、血の巡りを良くし肩をほぐしましょう。

セルフケア ①

肩や背中をほぐし血行を良くする「スワイショウ」

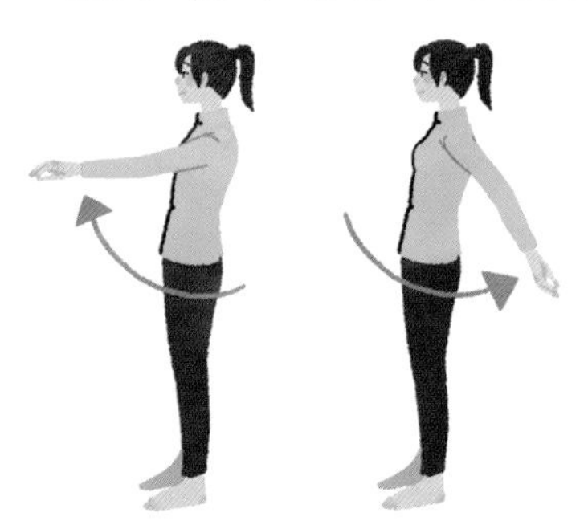

気功や太極拳の準備運動として行なわれる「スワイショウ」。続けると全身の血行が良くなり、ガチガチになった肩や背中がほぐれます。やり方は、まっすぐに立った姿勢で腕を肩の高さぐらいに上げ、重力にまかせて後ろに腕を振ります。これを繰り返し1回3分程度行います。力を入れずに腕を振るのがポイントです。

セルフケア ②

筋肉のこわばりを取ってくれる「くず湯」

「葛根湯」の主薬である葛(くず)は、筋肉のこわばりを取り、血流も良くするので肩こりにおすすめです。「くず湯」は、葛粉を水で溶いて鍋に入れ、ゆっくりと弱火で加熱しながら透明になるまで練ると簡単に作れます。砂糖やはちみつで甘味を付けたり、しょうがやゆずの絞り汁を入れると風味が出ておいしいですよ。

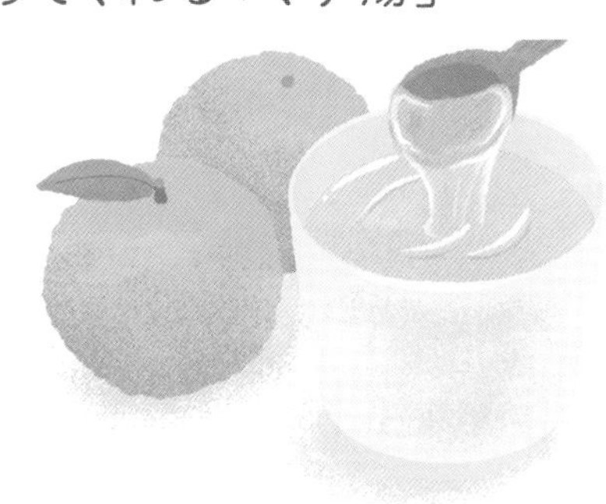

セルフケア ③

スマホの画面を見る時は目線の高さに

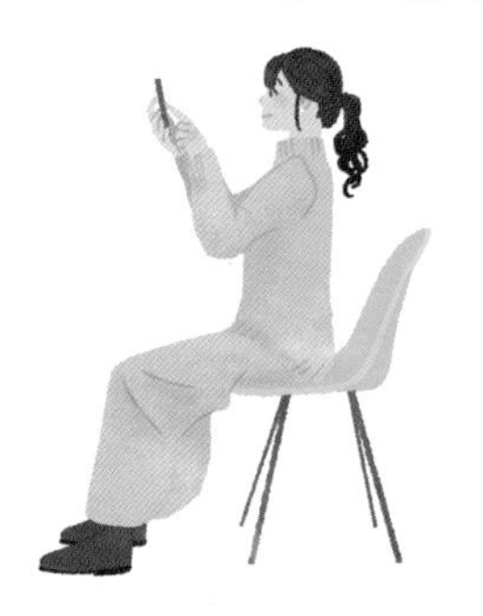

うつむいた姿勢でスマホを見続けていると首が前に出てしまいます。首が前に出ると、重い頭を支えるために首や肩の筋肉に負担がかかり肩こりの原因に。気づいたら頭を引き気味にし、背筋がまっすぐになるように意識し、スマホの画面を目線の高さに合わせましょう。ベッドに横になってスマホを使うのも肩こりにはNGです。

冬のお悩み⑤

生理痛

冷えからくるつらい生理痛は、お灸で痛みを和らげよう

生理痛 におすすめの漢方薬

「芎帰調血飲第一加減（きゅうきちょうけついんだいいちかげん）」
→ 疲れやすく手足が冷え、痛みの激しい生理痛に。
「当帰芍薬散（とうきしゃくやくさん）」
→ 冷え症でむくみやすく、生理痛がある方に。
「婦人宝（ふじんほう）」
→ 慢性的に冷えていて、生理痛がある方に。

冷えが体の中に長くとどまると生理痛に

寒さが厳しくなるにしたがって、「冷えると生理痛がひどくなる」というお悩みが増えてきます。ギューっと絞られるような感覚で、とにかく痛みがひどいのが特徴です。中には、学校や会社にも行けないほどの痛みを抱えている方もいます。

漢方では、冷えて痛くなる生理痛は、冬の寒さなど外から体の中に入ってくる冷えと、温める力が不足して体の内が冷えるのが主な原因と考えられています。冷えが体の中に長くとどまると子宮も冷えて血行の流れが悪くなり、生理痛になります。痛みは温めると楽になり、冷やすとさらに強くなりやすいです。

HSPは痛みにとても敏感なので、生理痛を感じる方が比較的多く見られます。生理痛は体質と深く結びついているので、冷えると生理痛がひどくなる方は、特に体を冷やさない＆温めることが大事です。

セルフケア ①

冷えからくる生理痛に「シナモン黒糖紅茶」

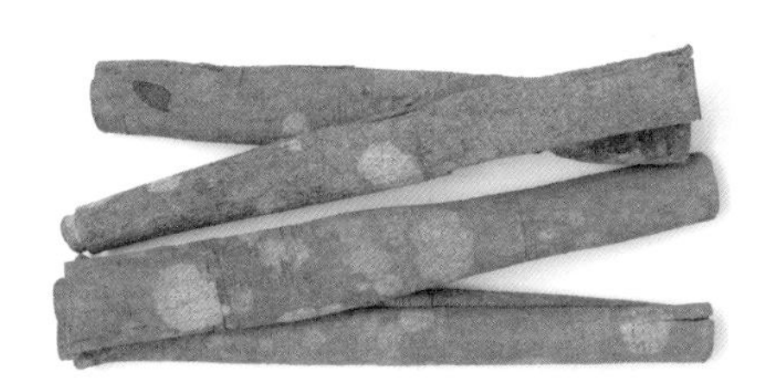

シナモンは「桂皮(けいひ)」とも呼ばれ、体を温める漢方薬にたくさん使われています。冷えから生理痛がひどくなる人は、シナモン、黒砂糖、紅茶を煮た「シナモン黒糖紅茶」を生理前から飲むと効果的です。体の冷えを取りのぞき、血の巡りを良くしてくれます。甘い香りもぜひ楽しんでください。

セルフケア ②

カイロをお腹とお尻に貼って温めよう

下半身が特に冷たくて生理痛がひどい方は、使い捨てカイロを貼るのがおすすめです。場所は、①へそから指幅２本分下くらいのお腹のあたり②お尻の尾てい骨のお肉が付いてないあたりです。貼ってしばらくすると、じんわりとポカポカ温かくなると思います。ただし、くれぐれも「低温やけど」には注意してくださいね。

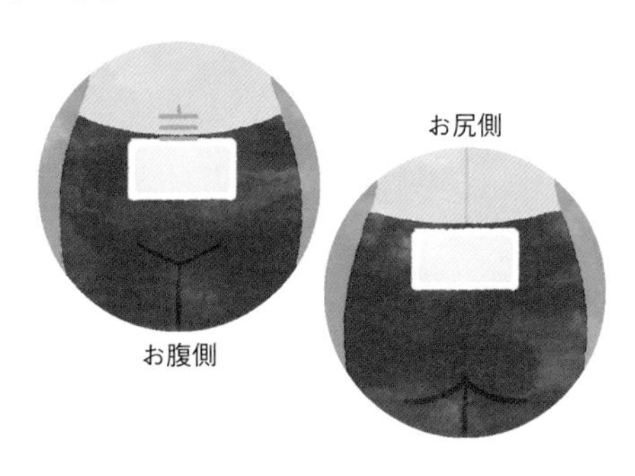

セルフケア ③

婦人科系のツボ「三陰交(さんいんこう)」にお灸をすえよう

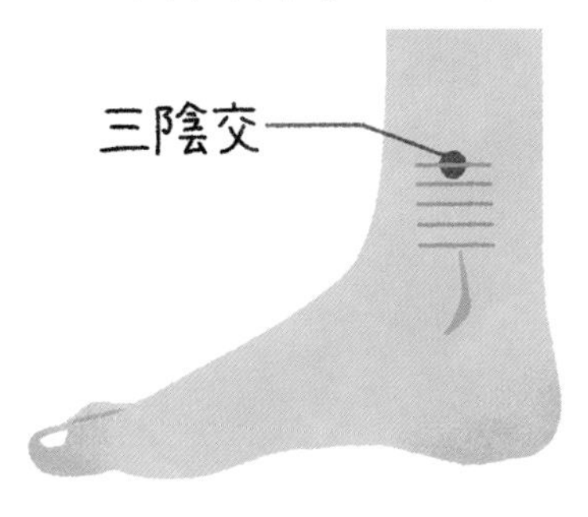

三陰交（さんいんこう）：足の内くるぶしより指４本分上のところ

三陰交は、子宮の機能を整えて、生理の不調や冷えを改善し「婦人科系の万能ツボ」と呼ばれています。ツボ押しも効果がありますが、冷えて毎月生理痛がひどい方は、できれば毎日、三陰交にお灸をすえると痛みが軽減されます。肌の弱い方は、温熱が穏やかなソフトタイプや火を使わないタイプのお灸がおすすめです。

冬のお悩み⑥

しもやけ

毎年しもやけになりやすい人は、冷たい風や濡れている状態を避けよう

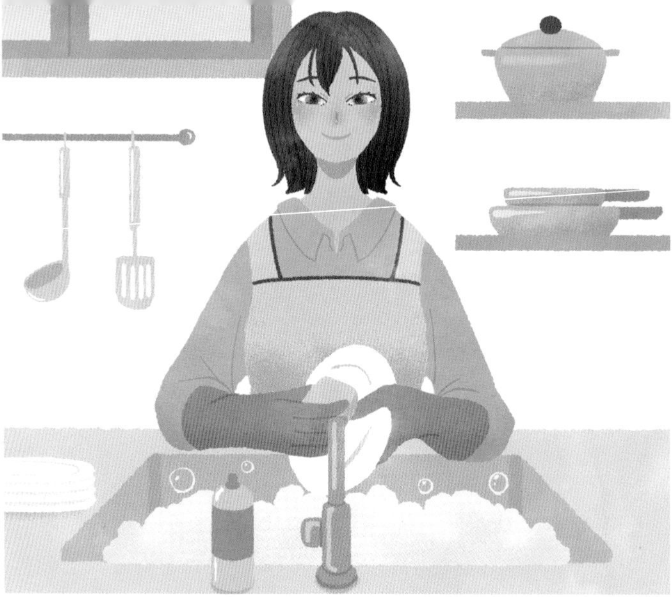

しもやけ におすすめの漢方薬

「当帰四逆加呉茱萸生姜湯（とうきしぎゃくかごしゅゆしょうきょうとう）」
→ 体の末端が冷えて、毎年しもやけになってしまう方の予防に。
「紫雲膏（しうんこう）」
→ 漢方の軟膏で、しもやけやあかぎれ、ひびわれなどの皮膚疾患に。

寒さや冷たさを敏感に察知するHSPはなりやすい

暖房が普及し、炊事の時などにお湯が使えるようになって、昔よりしもやけになる方も少なくなってきました。しかし、毎年寒くなると、しもやけのじんじんするような痛がゆさでつらい思いをされている方がいます。

漢方でしもやけは「血寒証（けつかんしょう）」の人がなりやすいと考えられています。血寒証とは、冷たい空気に触れるなどによって血流が滞り、体を温める陽気を手や足の末端まで巡らせることができない体質で、貧血気味で血の巡りの悪い方に多いです。

問診でHSPの方に「しもやけになりますか？」と伺うと、「なりやすいです」や「子どものころによくなっていました」と言われる方が少なくありません。しもやけは寒冷刺激によってなるため、寒さや冷たさを敏感に察知しやすいHSPの方はなりやすいと言えます。寒くなる前から予防するのが大事です。

セルフケア ①

冷たい風に触れたり、濡れている状態を避けよう

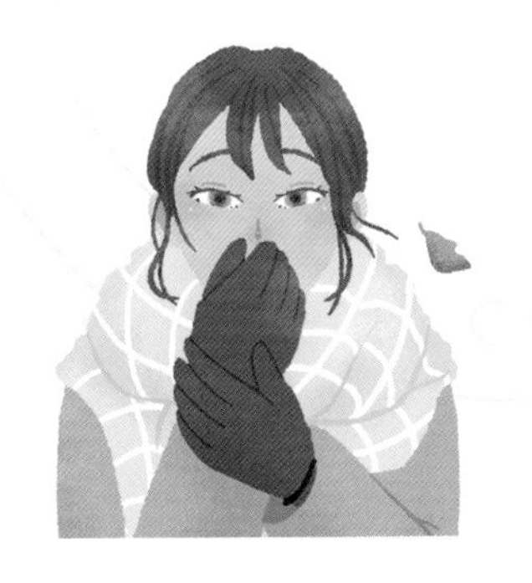

冷たい風に触れるとしもやけになりやすいので、靴下や手袋をして肌を外気に触れさせないようにしましょう。また、水に濡れたままにしておくと、水分が蒸発して乾燥する時に同時に体温も逃げてしまいます。水仕事の後には手の水分をよく拭き取る、お風呂に上がった後もすぐに体を拭く習慣をつけましょう。

セルフケア ②

ビタミンEが豊富な食べ物を食べよう

しもやけになりやすい方は、末梢の血管を広げて血の巡りを良くするビタミンEが豊富な食べ物を食べましょう。アーモンドやピーナッツなどのナッツ類、かぼちゃ、アボカド、うなぎ、卵黄、オリーブオイル、大豆などです。毎年、冬になるとしもやけができるという方は、寒くなる前から食べる習慣をつけるとよいでしょう。

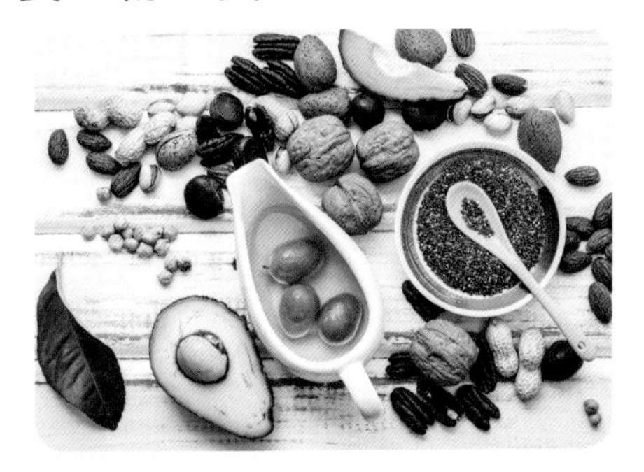

セルフケア ③

血の巡りを良くする「血海(けっかい)」のツボ

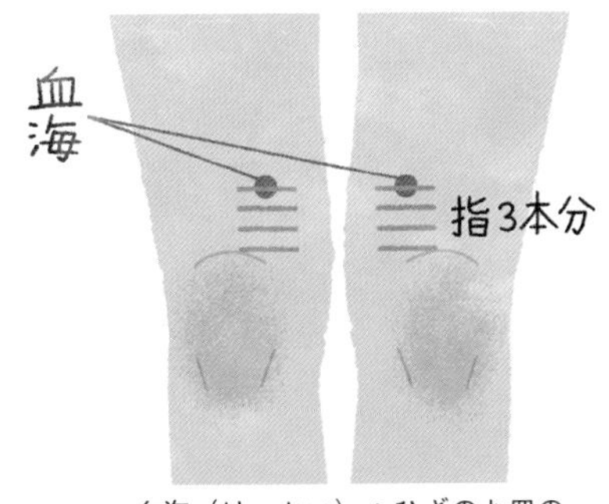

血海（けっかい）：ひざのお皿の内側の端から指３本分上

しもやけは、血の巡りが悪く、体が冷えやすい「瘀血(おけつ)」タイプの方がなりやすいです。瘀血タイプの方におすすめのツボは「血海」です。体の新陳代謝を高めて血の巡りを良くしてくれます。血海のツボを何回か押した後に、ひざ全体を手のひらで大きくさするとだんだんと温かくなりますよ。

冬のお悩み⑦

抜け毛・白髪

抜け毛や白髪が気になってきたら、「腎」を補って予防しよう

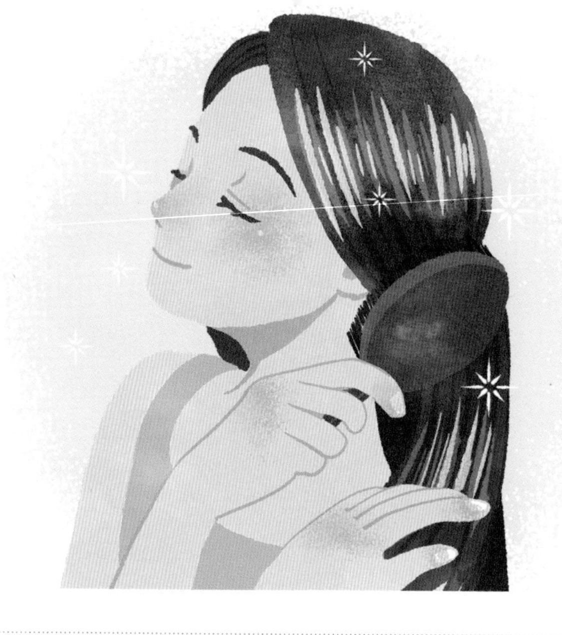

抜け毛・白髪 におすすめの漢方薬

「八味地黄丸（はちみじおうがん）」
→ 白髪や抜け毛が気になり、実際よりも老けて見られる方に。
「婦人宝（ふじんほう）」
→ 血虚の症状があり、髪にツヤが無くパサついて、抜け毛が多い方に。

最近は若い方にも多い「抜け毛」や「白髪」

寒くなりだして「抜け毛が気になる」「白髪が増えた気がする」という髪のお悩みを持つ方が増えてきます。冬は、気温が低くなり、体が冷えると頭皮の血行も悪くなり、抜け毛や白髪の原因になります。また、乾燥しやすい季節なのでお肌と同様に、乾燥した頭皮は髪の成長にも影響を及ぼします。

漢方で、冬は五臓でいうと「腎」。髪は腎の華（腎の状態は髪の毛に表れるという意味）と呼ばれ、腎の働きが弱い方は抜け毛や白髪になりやすいです。

HSPで昔から虚弱体質だった方はこの「腎」が弱く、抜け毛や白髪の症状も出やすいです。最近は若い方も増えていて、抜け毛や白髪はストレスや睡眠不足・食生活の乱れなどの原因も絡んでいます。年齢を重ねて抜け毛や白髪が増えてしまうのはある程度仕方のないことですが、気になる方は丁寧なヘアケアで予防しましょう。

セルフケア ①

「腎」を補う食べ物を取り入れよう

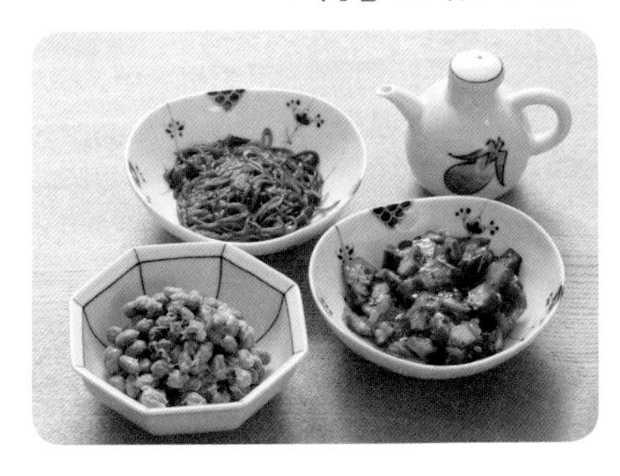

髪の毛の悩みがある方は、「腎」を補う食材を日常の食事に取り入れるようにしましょう。黒ごま・黒豆・のり・ひじき・きくらげなどの「黒い食べ物」や、やまいも・オクラ・納豆・なめこ・めかぶなどの「ねばねばした食べ物」や、わかめ・こんぶなどの「海藻類」がおすすめです。

セルフケア ②

頭皮マッサージで抜け毛・白髪を予防

頭皮マッサージをすることで血行を良くして抜け毛や白髪を減らします。やり方は、両手のひらで頭をやさしく包み、爪は立てずに指の腹を使って頭皮を動かします。リズミカルに「頭皮をつかんで離す」を繰り返し、頭全体をマッサージ。お風呂の時の習慣にすると、頭皮の緊張がほぐれてリラックスできますよ。

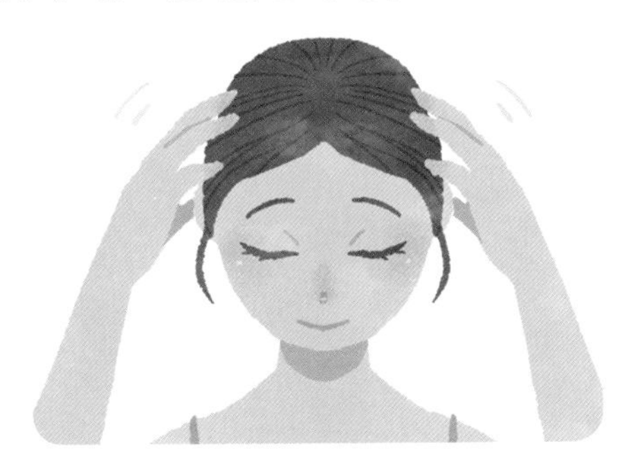

セルフケア ③

椿油で頭皮の乾燥を防ごう

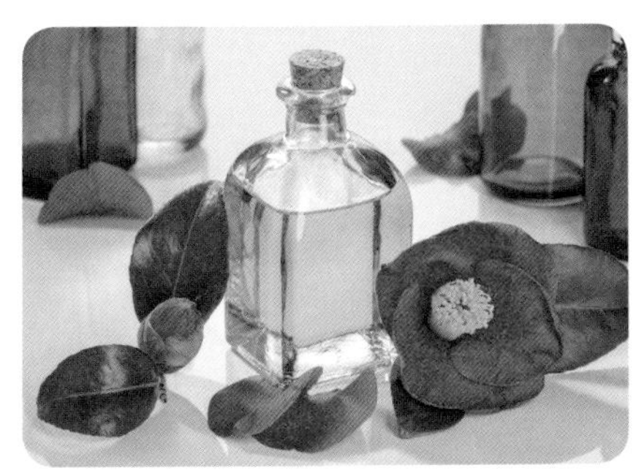

椿油は、皮膚に近い成分であるオレイン酸がたっぷりで、肌への刺激が少ないのがHSPには嬉しいポイント。椿油で頭皮の乾燥を防ぐことが抜け毛や白髪の予防にもなります。頭皮に椿油を塗りこみ30分ほど置いてから洗髪したり、タオルドライの後に髪全体につけてドライヤーで乾かすと頭皮はしっとり髪はさらさらします。

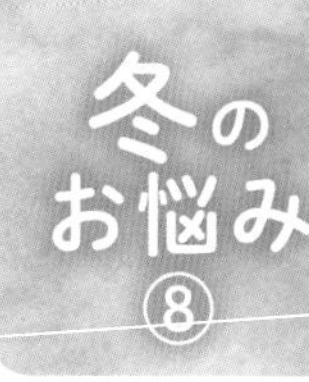

冬季うつ

冬季うつの解消は、一にも二にも太陽の光を浴びること

冬季うつ におすすめの漢方薬

「帰脾湯（きひとう）」
→ 疲れやすく、精神不安を感じ、眠りが浅い方に。
「八味地黄丸（はちみじおうがん）」
→ 体が冷えやすく、疲労感や倦怠感を感じる方に。

日照時間が短くなり体内時計が狂うのが原因

冬になると、気分が滅入ったり、ひたすら眠かったり、甘いものが無性に欲しくなったり……。そんな症状が出る方は、もしかして「冬季うつ」かもしれません。原因は、日照時間が短くなることで体内時計が狂ってしまうことにあり、冬になると症状が出て春になると軽快していくのが特徴です。

冬は、漢方の五臓で「腎」の季節なので、もともと虚弱体質で体が冷えやすく腎の働きが弱い「腎陽虚（じんようきょ）」の方や、「気」や「血」が足らない「気血両虚（きけつりょうきょ）」の方は肉体的にも精神的にも疲れやすく、冬季うつにかかりやすくなると考えられます。

冬季うつは、光に対する感受性が強い体質や季節の変化に敏感な人がなりやすいと言われているので、HSPは特に注意が必要です。冬になったらいつもよりも太陽の光を浴びることを意識して、憂うつを解消する方法を味方につけましょう。

セルフケア ①

冬は意識的に太陽の光を浴びよう

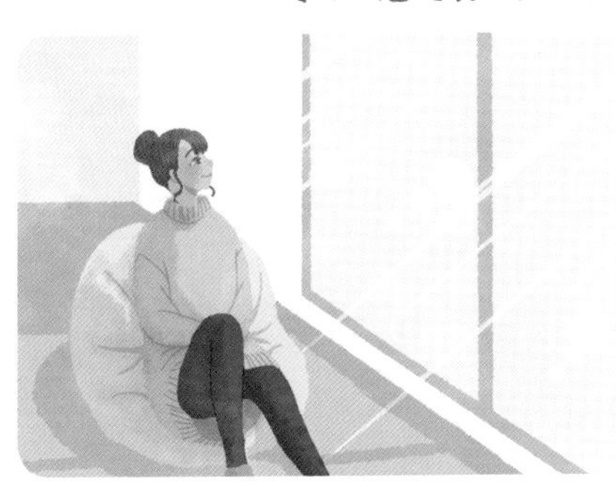

冬季うつに最も効果的なのは光を浴びることで、目に太陽の光が入ることが大事です。できれば外へ出て光を浴びるのが良いですが、極寒の日には厳しいですね。部屋の中で日向ぼっこするだけでも効果がありますので、意識的に日光に当たるようにしましょう。冬でも明るい日が入る南や東側の部屋がおすすめです。

セルフケア ②

心が落ち着く音楽を味方につけよう

音楽は憂うつの解消に役立つと言われています。ただし、気分が沈む時に陽気な曲は逆効果ですので注意しましょう。モーツァルトなどの代表的なクラシック音楽、川のせせらぎや小鳥のさえずりなど自然の音、リラックスできるヒーリングミュージックなどがおすすめですが、聴いて心が落ち着く音楽が一番です。

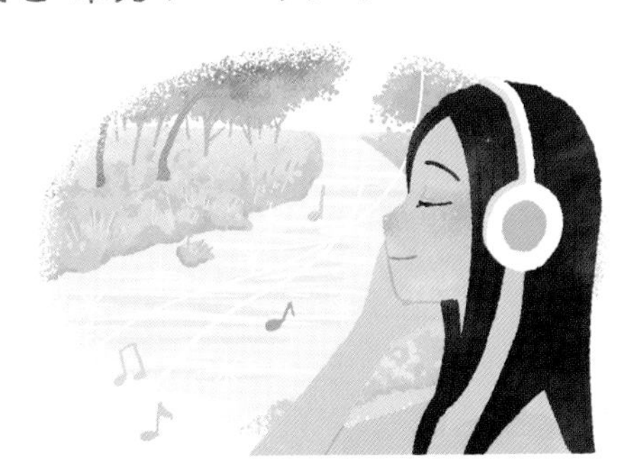

セルフケア ③

SNSなど周りの情報をいったん遮断

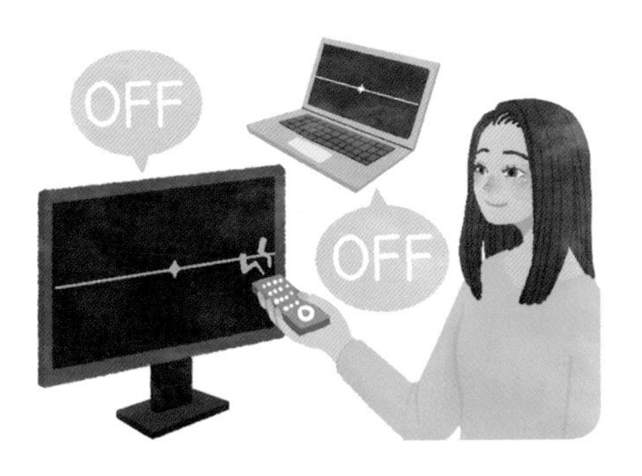

SNSやネット、テレビなど画面から情報を得る時間が長いほど、寂しさや孤独感を感じやすくなるそうです。気分が落ち込みやすくなってきたら、周りの情報をいったん遮断したり、SNSをしばらくお休みするのも良いかもしれません。特に、夜の怖いドラマや映画、ニュースは眠りづらさや悪夢につながりやすいので避けましょう。

胃もたれ

クリスマスやお正月も、お腹のためには無理をして食べ過ぎないように

食べ慣れないもので胃腸の調子が崩れてしまうことも

クリスマスにはケーキやフライドチキン、年末年始にかけてはおせちやごちそう料理など普段食べ慣れないものを食べる機会が多くて、胃腸の調子を悪くしてしまいがちです。忘年会や新年会などでは普段よりも食べ過ぎて、胃もたれを起こしてしまう方もいるのではないでしょうか。漢方では、食べ過ぎて体に消化できないまま食べ物が停滞することを「食滞（しょくたい）」と呼びます。食滞が起こると、食欲不振からエネルギー不足になり、免疫力の低下にもつながります。

HSPは、普段から胃腸があまり強くない「脾気虚」の方が多く、食べ慣れないものを食べると、胃腸の調子を崩してしまうことがあります。また、作った人に悪いと思って無理をして食べ過ぎてしまう方は、勇気を出して「お腹がいっぱいで食べられない」ことを伝えて自分の胃腸を守ってくださいね。

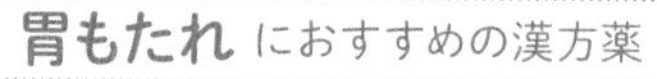

胃もたれ におすすめの漢方薬

「香砂六君子湯（こうしゃりっくんしとう）」
→ 食べるとみぞおちがつかえて苦しく、食欲不振がある方に。

「参苓白朮散（じんりょうびゃくじゅつさん）」
→ 食欲がなくて、食べると下痢をする方に。

「安中散（あんちゅうさん）」
→ 冷たいものの食べ過ぎや飲み過ぎによる胃痛に。

セルフケア ①

消化を助ける「消食」食材を摂ろう

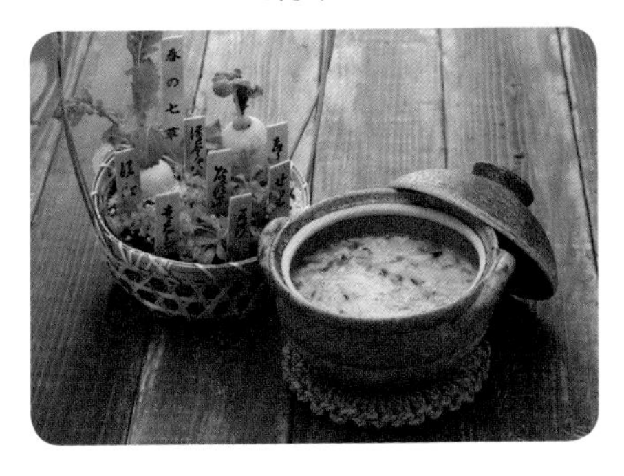

食べ物が停滞している「食滞」を解消するのが、消化を助ける「消食」食材です。大根、かぶ、オクラ、さんざし、大麦など消食作用を持つ食べ物を積極的に摂ることで、胃腸の働きを助け消化不良を改善することができます。「七草がゆ」も胃腸に優しくお腹の調子を整えてくれます。

セルフケア ②

胃が重い朝におすすめのストレッチ

朝から胃が重い感じがする方は、寝たままストレッチしてみましょう。枕を背中の下に置いて（枕は縦向きでも横向きでも OK)、みぞおちの辺りが高くなるように調整して、グーンと伸ばしてストレッチしてみてください。胃のあたりが伸ばされると血の巡りも良くなり、軽くなってきますよ。

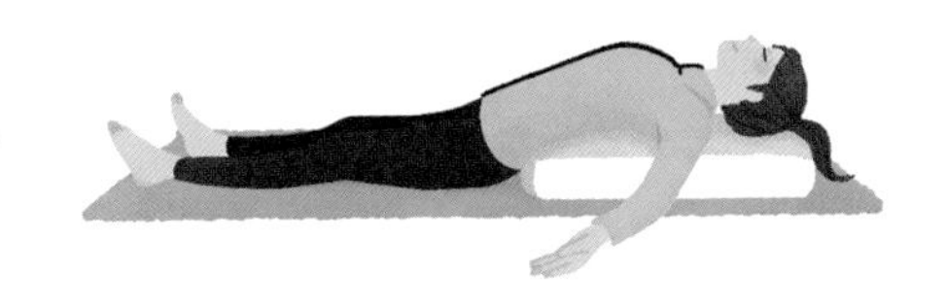

セルフケア ③

あらゆる胃のトラブルに「足三里（あしさんり）」

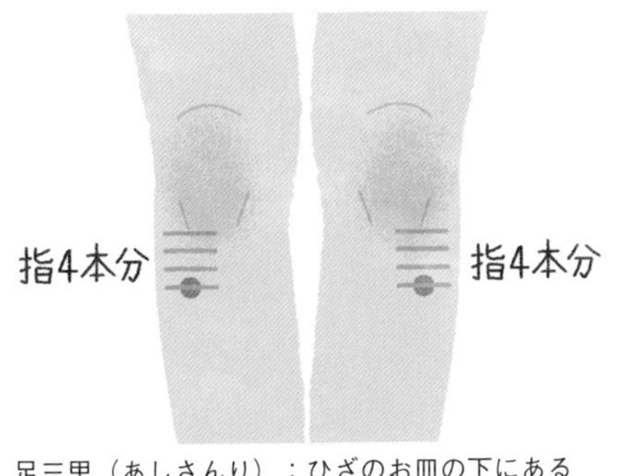

足三里（あしさんり）：ひざのお皿の下にある外側のくぼみから指４本分下のところ

食べ過ぎによる胃もたれや食欲不振など､胃のトラブルにおすすめのツボが｢足三里」です。ツボを押したり、お灸をすえると胃粘膜の血流が良くなり、胃の働きが活発になります。松尾芭蕉も「奥の細道」を旅した時にお灸をすえた場所で、昔から体を元気にする「養生のツボ」として有名です。

冬のお悩み⑩

受験の緊張

日ごろからリラックス方法を身に着けて受験当日は気持ちに余裕を持とう

受験の緊張 におすすめの漢方薬

「抑肝散加陳皮半夏（よくかんさんかちんぴはんげ）」
→ 受験などストレスやプレッシャーで神経が高ぶりやすい方に。
「定悸飲（ていきいん）」
→ ストレスや不安感などにより、動悸が目立って苦しい方に。
「半夏厚朴湯（はんげこうぼくとう）」
→ 緊張が続いていて、のどや胸部のつかえを訴える方に。

HSCは受験が近づくと緊張感が増しやすい

誰でも受験日が近づいてくると緊張してくるもの。適度な緊張感は、集中力を上げてくれるのでむしろ良いと言われています。ただし、頭が真っ白になる、手や足が震える、動悸が激しいなどの過度な緊張感は、本来の実力を十分に発揮できなくなります。

漢方で、過度な緊張や神経の高ぶりは、ストレスやプレッシャーによって、気が滞ってしまい上手く巡らなくなるのが原因と考えられています。日頃から歯ぎしりや爪をよく噛んだり、チック症などの症状が出ている子どもに起こりやすいです。

「ひといちばい敏感な子ども」と言われるHSC（Highly Sensitive Child）は、受験が近づくと緊張感が増しやすいので、受験の前からリラックスする方法を身に着けておくことが大事です。「私には、あれがあるから大丈夫」と思えたら、受験当日も気持ちの余裕を持てることでしょう。

セルフケア ①

受験のプレッシャーがかかる時に「腹式呼吸」

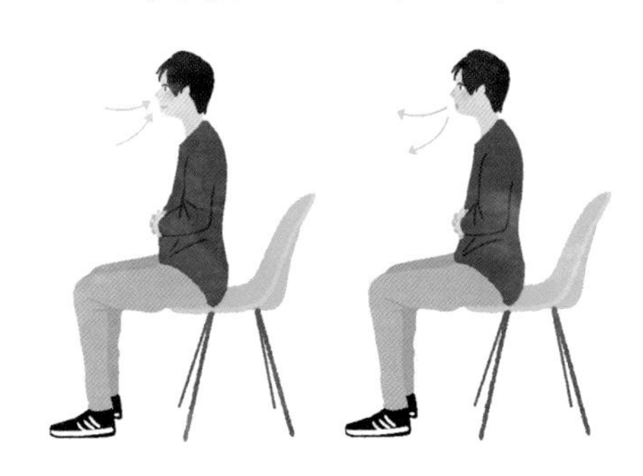

腹式呼吸をすると副交感神経が優位になり、気持ちが落ち着いてリラックスできます。試験日に向けて日ごろから練習しておくのがおすすめです。やり方は、下腹がへこんでいくのを意識しながら、ゆっくりと鼻から息を吐く。吐ききったら腹の力をふっと緩めて息を吸う。これをゆっくりと繰り返しましょう。

セルフケア ②

親子で漢方薬を飲んで気持ちを落ち着ける

身近にいる親御さんの精神面は、子どもに大きな影響を与えます。漢方には「母子同服」という言葉があり、お母さんも精神的に不安定である場合は、子どもとともに気持ちを静める漢方薬を飲むと良いと言われています。受験で親子ともにピリピリしているならば、漢方薬を飲む選択肢も考えてみてはいかがでしょうか。

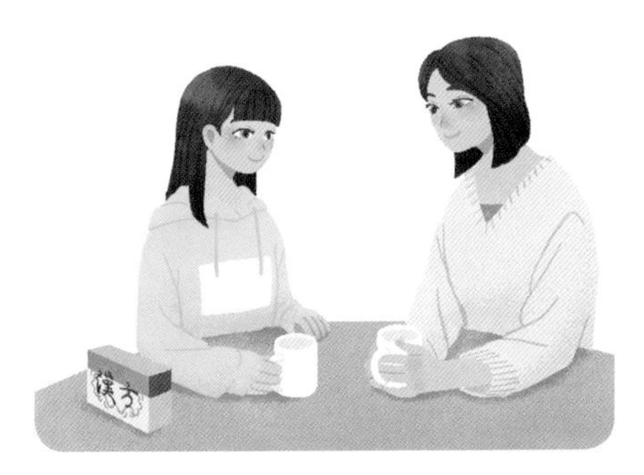

セルフケア ③

気持ちを落ち着かせるツボ「霊道（れいどう）」

神門（しんもん）：手首の横じわの小指側の少しくぼんだところ

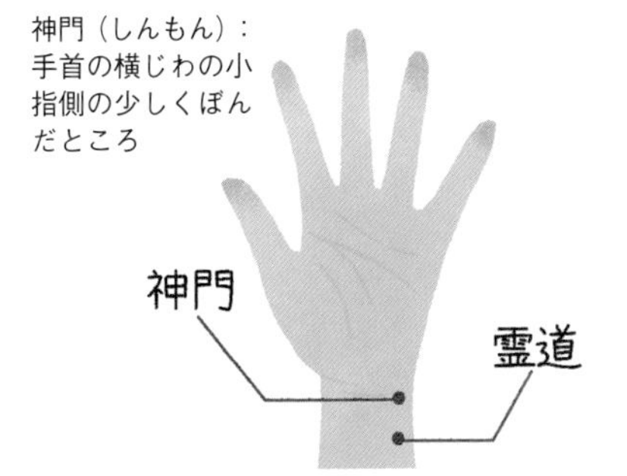

霊道（れいどう）：小指側の手首のしわから指２本分下がったところ

「霊道」というツボの名前に使われている「霊」は精神や心を、「道」はその機能を伝える通路を意味しています。不安な気持ちを落ち着かせ、ストレスを和らげる効果があります。「霊道」から手首の方向に向かって「神門」まで精神を調整するツボが並んでいますので、一緒に押すとよいでしょう。

お悩み別索引（50音順）

	お悩み	ページ数	セルフケア	漢方薬
さ	咳・のどの痛み	92ページ	秋が旬のフルーツで「肺」を潤そう アロマバスに入ってのど・鼻スッキリ つらい咳やのどの痛みを和らげる「天突」	麦門冬湯 竹葉石膏湯 参蘇飲
た	多汗	76ページ	「気」を補う食べ物と収斂作用のある食べ物を 交感神経を優位にしない生活 汗のかき過ぎを防ぐツボ「大包」	桂枝加黄耆湯 玉屏風散 防已黄耆湯
	食べ過ぎ	90ページ	お菓子を食べるのを自然に減らすコツ かみごたえと自然の甘味があるおやつを ごはんを控え過ぎないように	柴芍六君子湯 抑肝散加陳皮半夏 逍遙散
	冬季うつ	120ページ	冬は意識的に太陽の光を浴びよう 心が落ち着く音楽を味方につけよう SNSなど周りの情報をいったん遮断	帰脾湯 八味地黄丸
	動悸・手汗	46ページ	緊張していることを無理に抑えない 高ぶった神経を静める「労宮」のツボ	定悸飲 抑肝散加陳皮半夏 苓桂甘棗湯
な	夏の冷え	68ページ	腹巻きは冷え症には必需品 エアコンを上手に使って冷えを予防 スイカやメロンより桃とさくらんぼがおすすめ	人参湯 五積散
	夏バテ	66ページ	栄養たっぷりの麺類と甘酒で夏バテ予防 ぐっすり眠れる環境づくり	清暑益気湯 生脈散
	ニキビ	50ページ	白ニキビタイプ 赤ニキビタイプ 紫ニキビタイプ	参苓白朮散 温清飲 芎帰調血飲第一加減
	抜け毛・白髪	118ページ	「腎」を補う食べ物を取り入れよう 頭皮マッサージで抜け毛・白髪を予防 椿油で頭皮の乾燥を防ごう	八味地黄丸 婦人宝
	寝苦しい	70ページ	「心」を養う食べ物で快眠に 睡眠前は「ハッカ湯」でさっぱりと 眠りを誘う「しかばねのポーズ」	酸棗仁湯 温胆湯 帰脾湯
	寝過ぎる	40ページ	朝食は抜かずに「気」を補う食べ物を 自然の眠気覚まし「緑茶」 うとうとしそうになった時に「合谷」のツボ	香砂六君子湯 補中益気湯
	寝付けない	94ページ	寝る前に「なつめ茶」でほっとリラックス 日中に体を疲れさせることが大事 HSPは目を閉じるだけでも休息に	抑肝散加陳皮半夏 帰脾湯
	のどの違和感	48ページ	深呼吸を日課にしよう 言いたいことを我慢していませんか 気持ちを落ち着かせる「膻中」のツボ	半夏厚朴湯 柴芍六君子湯
は	肌荒れ	80ページ	デトックス作用のある「ハトムギ茶」で美肌に 食べる日焼け止め「リコピン」 夏の乾燥肌のケアに「蒸しタオル」	桂枝加黄耆湯 神仙太乙膏
	冷え症	106ページ	体を芯から温める「よもぎ風呂」 コーヒーや紅茶はカフェインレスを選ぼう 体が冷えて眠れない時に「湯たんぽ」	人参湯 当帰四逆加呉茱萸生姜湯 婦人宝
	冷えのぼせ	86ページ	ぬるめのお風呂でじっくり温める なるべくゆとりを持ったスケジュールを 足が冷えて眠れない時にもよい「照海」のツボ	逍遙散 芎帰調血飲第一加減 婦人宝
	便秘	100ページ	乾燥した便秘におすすめの「便秘解消ドリンク」 腸を刺激する「の」の字マッサージ 便秘解消には腹筋が大事	補中益気湯 麻子仁丸 婦人宝
ま	むくみ	74ページ	意識的に立って、足首運動をしよう 夏のむくみを改善してくれる「冬瓜」 マッサージとツボ押しでむくみ解消	防已黄耆湯 当帰芍薬散
	目の疲れ	96ページ	目に良いクコの実やブルーベリー 疲れ目にカモミールティーのアイパック 疲れ目におすすめのツボ	杞菊地黄丸 婦人宝
	めまい	44ページ	「足湯」で自律神経を整えよう 日ごろから耳のマッサージを 活動モードと休息モードの切り替えを	抑肝散加陳皮半夏 帰脾湯 婦人宝
や	憂うつ	60ページ	雨音を聴きながらの読書でリラックス 気の巡りを良くする「陳皮」をお茶に入れて 雨の日はヨガなど簡単な運動がおすすめ	香砂六君子湯 温胆湯

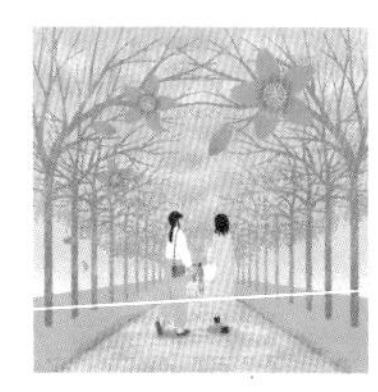 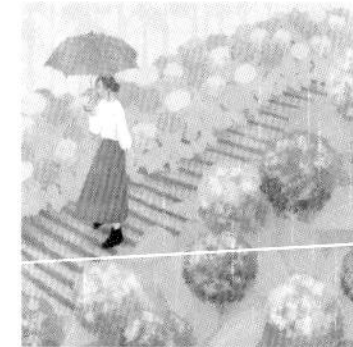 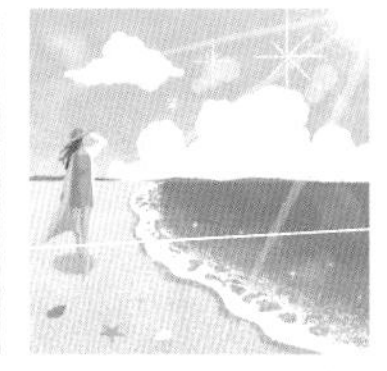 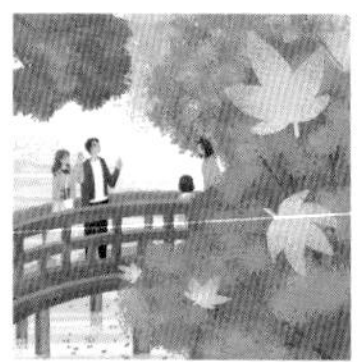 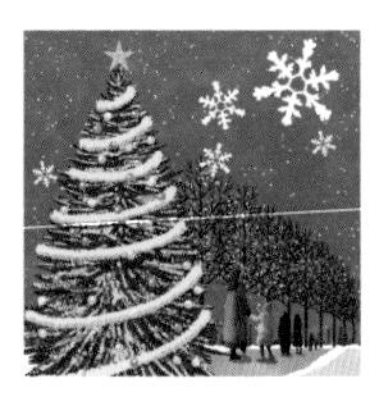

著者プロフィール

漢方カウンセリング 「がじゅまる」

横浜・妙蓮寺にある、日本では数少ないHSPにも対応できる漢方薬店。HSP気質で漢方をこよなく愛する妻と、会社の人事責任者として多くの社員から相談を受けてきた夫の二人体制でのカウンセリングで、HSPの体調不良や心の悩みの相談に乗っている。カウンセリングでは漢方の基本や体質を分かりやすく説明し、健康になるための養生法やストレスへの対処法などを提案。首都圏のみならず、全国のHSPの方からの相談にもオンラインで対応している。著書に「ひといちばい敏感で繊細なあなたを守る HSPのための漢方生活」(Parade Books)がある。

HP https://www.gajyumaru-kampo.com

STAFF

●編集/浅井貴仁(ヱディットリアル株式會社)

●イラスト/やまなか韶子

●デザイン/田中宏幸(田中図案室)

●写真提供/小太郎漢方製薬株式会社(P22・61・73・107・115)
123RF.COM

HSPをささえる漢方セルフケア
専門家が教える「季節のお悩み」解消のポイント

2021年11月30日　第1版・第1刷発行

著 者　漢方カウンセリング「がじゅまる」
発行者　株式会社メイツユニバーサルコンテンツ
　代表者 三渡 治
　〒102-0093 東京都千代田区平河町一丁目1-8
印 刷　三松堂株式会社

ご意見・ご感想はホームページから承っております。
ウェブサイト https://www.mates-publishing.co.jp/

編集長:堀明研斗　企画担当:堀明研斗